NOTICE

SUR LES TRAVAUX SCIENTIFIQUES

DE M. CHARLES HENRY

ROME
IMPRIMERIE DES SCIENCES MATHÉMATIQUES ET PHYSIQUES
Quartiere Ludovisi, Via Lombardia, Casino dell'Aurora
Juillet 1891.

NOTICE

SUR LES TRAVAUX SCIENTIFIQUES

DE M. CHARLES HENRY

ROME
IMPRIMERIE DES SCIENCES MATHÉMATIQUES ET PHYSIQUES
Quartiere Ludovisi, Via Lombardia, Casino dell'Aurora
Juillet 1891.

I

PHYSIOLOGIE GÉNÉRALE DES SENSATIONS ET ESTHÉTIQUE

Les actions nerveuses, lesquelles consistent en deux fonctions à un certain degré antagonistes, la sensibilité et la motricité, ne peuvent subir que deux modifications : ou bien la variation d'excitation exagère la sensibilité, diminuant au bout d'un certain temps la motricité, et dans ce cas apparaît pénible ; ou bien elle exagère la motricité, diminuant la sensibilité, et dans ce cas elle apparaît agréable. Nous savons en effet que toute modification intense du nerf sensitif est accompagnée de douleur ; que toute réaction motrice plus considérable est corrélative de plaisir, soit que l'excitation joue le rôle d'un simple appareil de déclenchement, soit qu'elle augmente en même temps les réserves vitales. Toute hyperesthésie entraîne de la paralysie, comme le prouve, entre autres faits, la dilatation de la pupille sous l'influence de la surexcitation rétinienne ou cérébrale. Les accroissements ou les diminutions des réactions motrices (*dynamogénie* ou *inhibition*) peuvent être enregistrés par des dynamomètres. On peut mesurer les variations de la sensibilité, l'anesthésie ou l'hyperesthésie relatives soit par des instruments (chronomètres à pointage, chronographes) qui mesurent la durée des impressions ou la rapidité des sensations consécutives de contraste, soit par des expériences sur les variations du minimum perceptible d'une excitation type ou les modifications de la fraction différentielle (quotient de la quantité nécessaire pour un degré nouveau de la sensation par la quantité nécessaire pour le degré antérieur). Le problème que je me suis posé est celui-ci : Y a-t-il une loi qui, dans notre ignorance des intermédiaires physico-chimiques, permette de prévoir, en présence de variations d'excitations sensorielles élémentaires bien définies objectivement, la dynamogénie ou l'inhibition motrices, l'anesthésie ou l'hyperesthésie, mesurées rigoureusement ?

Une condition sur laquelle il importe d'insister et qui complique singulièrement le problème, c'est le renversement des réactions nerveuses sous l'influence de l'état pathologique. Ce qui hyperesthésie ou affecte désagréablement un sujet normal anesthésie et affecte agréablement un sujet malade, et réciproquement. C'est là une vérité établie par des faits nombreux et qui se déduit immédiatement des lois des équilibres chimiques. On sait que l'on appelle ainsi l'état de tout mélange de corps et de produits de décomposition que l'on constate au terme d'une transformation chimique. Un bel exemple de ces équilibres nous est offert dans la préparation de l'acide sulfhydrique par le sulfure d'antimoine et l'acide chlorhydrique. A chaud, ces deux derniers corps produisent du chlorure d'antimoine et de l'acide sulfhydrique, lesquels à une température moins élevée se recombinent en acide chlorhydrique et en sulfure d'antimoine, de sorte que la transformation n'est jamais complète et que l'on est en présence de deux systèmes, l'un $SbCl^3 + 3HS$, l'autre $SbS^3 + 3HCl$, dont la proportion relative varie suivant la température, et la pression. Les travaux de H. Sainte-Claire Deville et de ses élèves sur la dissociation ont montré la grande généralité de ces phénomènes. La vapeur d'eau à de hautes températures se dissocie progressivement en oxygène et en hydrogène, lesquels, à des températures inférieures, se recombinent progressivement en eau. L'eau se forme par un abaissement de la température en dégageant de la chaleur; elle se dissocie par une élévation de température en absorbant de la chaleur. Si l'on considère la composition du mélange à chaque température comme le résultat de deux transformations contraires, conduisant, l'une à la formation de l'eau, l'autre à la production de l'hydrogène et de l'oxygène, on voit que, suivant l'élévation ou l'abaissement de la température, il y a renversement vers le système dont la formation absorbe ou dégage de la chaleur.

Cette remarque est devenue, grâce aux travaux de M. Van 't Hoff, une loi qui s'applique à nombre de phénomènes. Ce savant est parvenu à relier entre eux le changement qu'éprouve ce qu'il appelle la constante de l'équilibre K, c'est-à-dire le rapport des vitesses de transformation de n molécules d'un système dans l'autre ou le rapport des inverses des concentrations, le changement de température absolue T, la chaleur q degagée, si, sous volume constant, l'unité du second système exprimée en poids moléculaires, se transforme dans le premier, et il a établi l'équation suivante

$$\frac{d \log_n K}{dT} = \frac{q}{2T^2}.$$

Des théorèmes analogues relient aux changements de pression et de potentiel du milieu le sens des renversements avec variations de volume et de force électromotrice des systèmes. Considérons l'influence de la température et admettons que, dans un être normal, la température du nerf diminue à l'excitation et s'accroisse par l'arrêt. D'après les remarques précédentes il y aura dans les tissus, sous l'influence de l'excitation, renversement des équilibres chimiques du côté des systèmes qui se forment avec dégagement de chaleur (*exothermiques* de M. Berthelot); sous l'influence de la section du nerf, il y aura renversement du côté des systèmes qui se forment avec absorption de chaleur (*endothermiques*). La fatigue produit un état analogue à la section du nerf. C'est par la formation de combinaisons endothermiques qu'il faut interpréter l'expérience classique de Heidenhain, d'après laquelle un muscle normal, qui, sous la pression d'un poids dégage de la chaleur, en absorbe, fatigué, dès qu'apparaissent divers produits de décomposition comme l'acide lactique. Supposons un corps comme la tyrosine $C^9H^{11}AzO^3$ en équilibre chimique avec l'oxygène : oxydé, ce corps donne de l'essence d'amandes amères, des acides cyanhydrique, benzoïque, formique, acétique, carbonique; ces réactions se font avec dégagement de chaleur; la proportion de ces corps, dont plusieurs sont toxiques, s'accroîtra par suite de l'abaissement de la température déterminé par l'augmentation d'intensité du courant nerveux; toute excitation nouvelle en accroîtra la quantité; on aura donc à enregistrer des effets physiologiques de plus en plus contraires à ceux qui auront été enregistrés en deçà de cette limite, c'est-à-dire à l'état normal, et finalement la mort. Les sujets fiévreux sont des sujets réglés à ces températures et dont les tissus sont constitués en conséquence par des produits plus ou moins toxiques. Il serait essentiel de poursuivre, à ces points de vue qui ont transformé la chimie minérale, la chimie physiologique tout entière. Quoi qu'il en soit, ces considérations suffisent à démontrer que le renversement des réactions nerveuses, en particulier des réactions esthétiques, transformation de l'hyperesthésie en anesthésie et réciproquement, en présence d'une excitation donnée, sous l'influence de l'état pathologique, est une déduction directe des lois des équilibres chimiques. Le principe du renversement est un principe fondamental de la physiologie. Il n'y a donc nullement lieu de déduire des contradictions expérimentales en présence d'une excitation donnée quelque conclusion défavorable contre une physiologie nerveuse. Il s'agit uniquement de préciser pour les êtres normaux le sens et la grandeur des réactions; et, comme pour pouvoir énoncer la formule objective du normal une histo-chimie complète serait nécessaire, il était donc indispensable de tourner la difficulté, de définir cet état par des principes abstraits susceptibles d'applications quantitatives. La méthode consiste ensuite à comparer les déductions théoriques avec l'expérience. Chez les êtres normaux, dont l'état physiologique est corrélatif des états idéaux impliqués par les principes, il doit y avoir concordance entre l'expérience et le calcul; chez les autres on doit constater des renversements ou des écarts qu'il s'agit de doser et de réduire. Cette méthode est analogue à celle de la mécanique rationnelle et de la physique mathématique; dans les deux cas les principes sont des faits d'expérience généralisés; en biologie il fallait adapter les principes aux conditions requises par le sujet, savoir l'intelligence de l'être vivant. Dans ces études le caractère des raisonnements mathématiques change parce qu'on y applique des principes psychologiques comme des associations d'idées; mais la *convenance* de certaines solutions particulières, laquelle dans les problèmes mécaniques ne peut engendrer que des probabilités, devient une nécessité pour un être intelligent et mathématique.

La physiologie contemporaine nous apprend que toute idée s'exprime d'une manière plus ou moins détournée par le geste; elle nous montre dans l'instinct une intelligence profonde et sûre adaptant des moyens à des buts, résolvant parfois des problèmes mathématiques précis (alvéoles des abeilles) et dans la vie consciente une forme transitoire de la vie psychique, l'inconscience étant la caractéristique persistante de nos actes habituels et instinctifs. La psychologie expérimentale a étudié dans les associations d'idées et dans l'évolution avec le temps les principaux facteurs de l'activité mentale. Plus spécialement l'observation et l'expérimentation nous apprennent que pour les sujets droitiers la vision des directions en haut et à droite est agréable et accroît les réactions motrices, tandis que la vision en bas et à gauche est pénible et diminue ces réactions. En conséquence ces sujets associent avec les premières des états fonctionnels agréables, avec les secondes des états fonctionnels pénibles. Mais plaisir et peine ce sont les caractéristiques les plus générales, et, comme il y a entre tous les faits provoquant des états psycho-physiologiques analogues des associations inséparables, je suis autorisé à admettre que tout état mental, quel qu'il soit, que tout mouvement d'expression, si compliqué qu'il soit, suggère un point dirigé en haut, en bas, à droite, ou à gauche, symbolique de son caractère agréable ou pénible. S'il y a une symbolique des états suggérés par l'objet, il y a nécessairement une symbolique sur le même plan de l'objet lui-même: autrement l'objet ne se distinguerait point des caractères de la sensation. Cette symbolique, dont la réalité se démontre d'ailleurs par des enquêtes statistiques, doit être rigoureuse, rationnelle et indépendante dans une certaine mesure de l'expérience acquise: autrement la sûreté des actes instinctifs serait impossible. L'accord entre les représentations instinctives et ce que nous appelons la réalité, si frappant dans les intuitions de savants de génie comme Kepler, Fermat, etc., est un fait intermittent dans les conditions ordinaires, mais qu'il est nécessaire de considérer comme une caractéristique première d'un être idéal. Généralisons les faits : expression motrice, intelligence inconsciente, mathématique rigoureuse, et adoptons comme caractéristiques de l'état normal cette tendance à l'action et au changement d'action que l'on constate chez tous les êtres jeunes et reposés; supposons la vision d'un point rayonnant; nous tendrons à jalonner sur un plan par nos appendices les différentes directions; les angles seront rapportés naturellement à la circonférence tracée de leur sommet comme centre avec leurs côtés pour rayons et estimés par les sections naturelles de circonférence qu'ils déterminent. Étant admise l'existence d'une mathématique inconsciente, nous voudrons mesurer les écarts différents de ces directions par les plus courts chemins compris entre elles et nous nous poserons des problèmes sur les polygones réguliers. On sait qu'il en est une infinité d'inscriptibles dans le cercle par le compas, et une infinité de non inscriptibles : sont inscriptibles tous ceux dont les nombres de côtés sont une puissance de 2, ou un nombre premier égal à une puissance de 2 augmentée de l'unité, ou le produit d'une puissance de 2 par un ou plusieurs nombres de ces formes. Par exemple, sont inscriptibles les polygones de 3, 4, 5, 6, 8, 10, 12, 15, 16, 17, etc., côtés. Au contraire l'inscription de polygones de 7, 9, 11, 13, 14, etc., côtés exige la construction d'une conique, laquelle suppose des compas composés. Il s'agit évidemment d'une inscription rigoureuse et non de procédés empiriques plus ou moins approchés. Comment des êtres définis ainsi qu'il vient d'être fait se comporteront-ils en présence de ces problèmes ? Un mécanisme intelligent, capable de faire varier d'une quantité infiniment petite l'étendue de son rayon oa, oa', oa'', pourrait décrire par points une courbe quelconque $aa'a''$, si les angles aoa', $a'oa''$ étaient infiniment petits ; il substituerait ainsi à l'arc de courbe aa' l'angle droit ara', à l'arc de courbe $a'a''$ l'angle droit $a'r'a''$; égal au minimum perceptible, l'angle droit se confondrait pour lui avec un point de la courbe. Si le minimum perceptible était constant, ce procédé de description des courbes conviendrait parfaitement à notre être intelligent ; or, c'est ce qui n'a pas lieu. Par

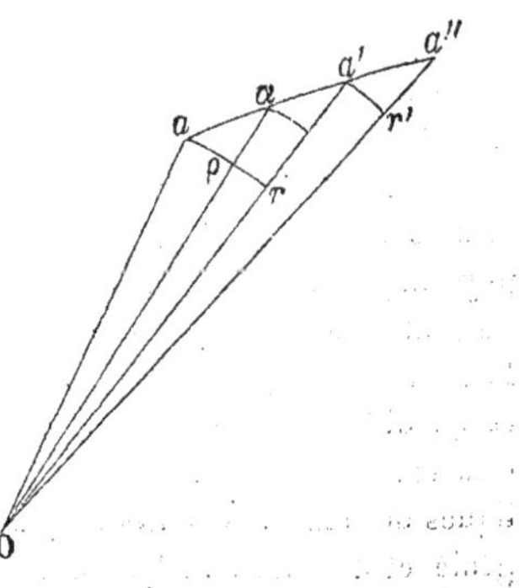

l'évolution, le minimum perceptible tend à devenir de plus en plus petit; il arrivera donc un instant où les angles ara', $a'r'a''$ auront pour notre être normal des côtés sensibles; donc aa', $a'a''$ auront une grandeur sensible et il lui sera nécessaire de recourir à un angle $ao\alpha$ plus petit que aoa' et tel que $ap + p\alpha$ puisse être confondu avec $a\alpha$; or ce travail n'aura aucune limite, au moins idéalement, car le minimum perceptible peut décroître au delà de toute limite. Mais tout effort idéal s'exprime: il en résulte que, pour la mathématique idéale vivante *au point de vue symbolique que j'ai défini et qui est nécessairement le plus général*, la description de courbes différentes du cercle sera l'occasion d'un travail infini. J'ai considéré le cas où le centre reste fixe: le même raisonnement s'appliquerait aux cas où, le centre se déplaçant, l'être rapporterait la courbure à des arcs de cercle osculateurs ou à un contour polygonal. Dans tous les cas l'être considéré ne décrira que des arcs de cercle de rayons finis; son mécanisme sera assimilable à celui d'un compas. En présence des polygones réguliers non inscriptibles par le compas, nous serons donc empêchés; en présence des polygones réguliers inscriptibles, nous serons capables d'opérer avec notre mécanisme les constructions géométriques nécessaires. Ceux-ci tendront à accroître nos réactions motrices et nous seront agréables, déterminant en conséquence avec le temps une anesthésie relative; ceux-là tendront à diminuer nos réactions motrices et nous seront désagréables, déterminant une hyperesthésie relative, du moins chez les sujets normaux. J'appelle *rythmes* toutes les variations d'excitation qui se représentent symboliquement par des points déterminant sur la circonférence les sommets successifs d'un polygone régulier, d'un nombre de côtés des formes 2^n, $2^n + 1$ (premier) ou 2^n multiplié par un ou plusieurs nombres de la forme $2^n + 1$ (premier). Ces nombres sont dits *rythmiques*.

C'est par ces déductions que j'ai été conduit à voir l'instrument nécessaire et suffisant de la symbolique psychique dans un mécanisme composé d'un centre muni d'appendices, dont tous les mouvements sont des cycles de rayons variables et qui exprime d'une part toutes les excitations, d'autre part le travail physiologique correspondant, par des changements de direction dans le plan. Le problème est de restituer la symbolique spéciale d'après laquelle cet être attribue à tel excitant tel point dirigé et de déterminer les conditions de continuité et de discontinuité d'action de son mécanisme, lesquelles correspondent évidemment à des possibilités ou à des impossibilités de travail circulaire, symboliques des états subjectifs de plaisir et de peine, des états objectifs de dynamogénie et d'inhibition. Le première partie du problème dépend de considérations que j'ai nommées la théorie du contraste et suppose au préalable la figuration subjective de toutes les fonctions mathématiques et la détermination des rapports normaux des unités naturelles impliqués par les convenances de l'être normal en vertu des principes. Il ne faudrait point voir dans ces recherches un exercice purement théorique nécessaire pour obtenir ou justifier des résultats plus ou moins éloignés. L'association de la direction et des excitants est un fait; nous parlons de sons *hauts et bas*: un grand nombre de sujets attribuent une situation à la couleur, notamment la gauche au bleu, la droite au jaune, le haut au rouge, le bas au vert, et cette notation doit être considérée comme une représentation de l'objectif, car ces sujets, que, d'après une enquête approfondie de leur sens de la couleur, je puis déclarer normaux, adopteraient la notation précisément contraire s'il s'agissait d'exprimer des effets physiologiques: l'hyperesthésie déterminée par le rouge, l'anesthésie déterminée par le bleu, etc. Des verres et des surfaces colorés monochromatiques ont une influence spécifique sur des erreurs d'appréciation de la grandeur suivant la direction (le rouge faisant paraître plus grande une verticale, le jaune une horizontale; un carré rouge paraissant plus haut et un carré jaune plus large, etc.). L'étude de la seconde partie du problème, c'est-à-dire des continuités et des discontinuités d'action de l'être considéré constitue la théorie du rythme et de la mesure. On voit immédiatement combien la définition du rythme et les conséquences qui en résultent pour la forme des fonctions de dynamogénie et d'inhibition sont remarquablement adaptées à cette caractéristique des fonctions physiologiques selon laquelle les variations de réaction ne croissent pas, au moins dans de certaines limites, dans le même sens que les variations d'excitation.

Je ne puis que renvoyer à mon mémoire *Sur une loi générale des réactions psycho-motrices* pour la détermination des procédés par lesquels notre être peut symboliser toutes les opérations mathématiques depuis les plus simples jusqu' aux plus complexes, et, réciproquement, avoir des suggestions de ces opérations de manière à associer inséparablement un nombre et un acte représentatif. L'équivalence de deux tracés se traduit par une équation, et il est possible de constituer sur des convenances ainsi précisées une mathématique parallèle aux développements ordinaires, laquelle peut offrir des résultats plus rapides dans certains cas, les postulats étant plus nombreux et conséquemment plus féconds, d'ailleurs présentant par leurs vérifications expérimentales la même certitude que des postulats beaucoup plus évidents.

Le grand avantage de la méthode est de transformer les problèmes insolubles de sensations en des problèmes d'expressions motrices équivalents à des problèmes objectifs. L'idéal d'une science psycho-physiologique serait la détermination rigoureuse de toutes les modifications physico-chimiques corrélatives aux phénomènes mentaux. Ce programme étant irréalisable, j'ai précisé les expressions motrices nécessaires des trois grands faits psychiques élémentaires: sensation, idée, volonté, et j'ai pu aborder par des voies théoriques des problèmes comme celui des relations de la sensation et de l'excitation, que la psycho-physique traite empiriquement et non sans de graves difficultés dès qu'on veut interpréter les données de l'expérience. De même, dans les problèmes particuliers, je ne me soucie des indications subjectives que lorsque je ne puis atteindre les mesures objectives, par nature inaccessibles, ou trop délicates pour être débrouillées de la masse des influences perturbatrices. Ces indications subjectives peuvent toujours donner le sens et, dans une certaine mesure, la grandeur des transformations physico-chimiques correspondantes. On voit que mon point de vue diffère essentiellement des principes de la psycho-physique et ne se distingue des méthodes classiques de la science que par le caractère relativement inédit des faits de symbolique qui lui servent de point de départ et le caractère forcément nouveau des raisonnements.

Notons que l'être vivant trouve en lui-même l'étalon auquel il peut comparer chaque type de ses perceptions possibles: remarquons qu'en vertu des lois de l'association et de l'expression des idées, l'idée d'un travail ou d'une inhibition et, par conséquent, un travail et une inhibition sont inséparables de la perception des phénomènes qui auront impliqué chez lui-même du travail ou de l'inhibition. De ces deux faits il résulte que l'on a dans les divers modes possibles de dynamogénie et d'inhibition de l'être considéré des expressions de toutes les réalités possibles et par conséquent le principe d'une classification rationnelle des sensations suivant la forme des rapports normaux de leurs unités naturelles de mesure. Il est évident que mon être idéal exprimera sa dynamogénie, son centre restant fixe ou son centre se déplaçant; il n'a qu'une manière d'exprimer l'inhibition : par un arrêt sur ses cycles. L'être vivant produit du travail en produisant du son (crotale), de la lumière (vers luisants), de l'électricité (torpille), de la pression (vessie natatoire des poissons), des odeurs (sécrétions du musc), des saveurs (matière glycogène, bile), des couleurs (pigments végétaux et animaux), des formes (croissance, nids de fourmis, prismes hexagonaux des abeilles). Pour faire une représentation le plus conforme possible à la réalisation de ces objets, notre être devra produire du travail, c'est-à-dire mettre en mouvement ses appendices. Au contraire l'être vivant détruit du travail en produisant une élévation de température (échauffement du muscle qui soutient un poids dans sa chute, refroidissement du muscle qui élève un poids). Pour une représentation le plus conforme possible à la réalité, notre être devra détruire du travail dans l'expression de la sensation de température; il y aura arrêt de ses appendices. De là deux types d'expression avec des variétés nécessaires : l'expression des sensations de son, de lumière, d'électricité, de pression, d'odeur, de saveur, de couleur, de forme, de travail, expression dynamogène ; l'expression des sensations de température, expression inhibitoire. Dans le premier type on distingue facilement les sensations qui, pour être exprimées d'une manière conforme à la réalisation des objets, ont besoin d'une translation, comme la sensation de forme dès que la forme est différente d'un point rayonnant, et celles qui ne l'exigent point, comme les sensations de son, de lumière, d'électricité, de pression. Les odeurs, les saveurs et les pigments, en s'accumulant, déterminent des formes, et en sont inséparables quoique se produisant sur place et liés à des dégagements d'électricité. Il y a donc trois variétés du type d'expression dynamogène: la *variété des réactions sur place*, la *variété des réactions de translation*, la *variété des réactions mixtes*.

La théorie conduit à considérer les 12 premières puissances positives et négatives de $\frac{3}{2}$ ramenées dans la première octave comme les rapports normaux des unités naturelles de la première variété et à attribuer aux exposants rythmiques de ces puissances une influence décisive sur le caractère dynamogène des successions. De fait, j'ai rattaché à ce principe la théorie entière de la musique. Des travaux en cours d'exécution démontrent l'importance de ces mêmes gammes dans les autres sensations de la même variété, notamment dans les sensations de poids et de lumière. Dès maintenant, à propos de la sensation d'effort musculaire, il faut citer les longues séries publiées par M. Delbœuf de nombres de kilogrammes obtenus successivement au dynamomètre par des efforts maxima et dans lesquelles il est possible de prévoir, d'après le caractère rythmique ou non rythmique de la variation du travail musculaire par rapport au premier nombre, l'accroissement ou la diminution de l'effort suivant, ce rapport étant ramené dans l'octave et mis sous la forme $\left(\frac{3}{2}\right)^{\pm n}$.

Dans la sensation de forme les vérifications ne sont pas moins précises; les angles non rythmiques sont en général distingués du fond plus loin que les angles rythmiques de même étendue. L'application des règles de l'esthétique des formes a produit sur des dessins défectueux des améliorations en général évidentes.

A la variété des réactions mixtes se rapportent la sensation de pigment et le cercle chromatique. En choisissant pour limites les rouges perçus comme différents des rouges moins réfrangibles et les violets perçus comme différents des violets plus réfrangibles, il s'agissait de déterminer les écarts qui sont symboliques des rapports caractéristiques des intervalles chromatiques, nombres qui dans la théorie de l'éther expriment des longueurs d'onde. La théorie conduit à assigner, à partir du rouge C figuré sur le rayon vertical supérieur jusqu'au violet G figuré à 40° environ à gauche de cette verticale, et de gauche à droite, à chacun des points distants de 45° situé sur la moitié du rayon, une couleur dont le nombre des vibrations est exprimé par rapport au précédent pris pour unité par le nombre 1,052. Les juxtapositions de teintes ou de tons rythmiques sont immédiatement reconnaissables. En général, pour les êtres normaux les couleurs complémentaires apparaissent moins rapidement sur les juxtapositions rythmiques de couleurs que sur les juxtapositions non rythmiques.

Pour la représentation de la sensation de température, qui est l'exemple le plus étudié du type d'expression inhibitoire, la théorie conduit à une exponentielle de la forme $e^{t\beta}$, β étant un coefficient de dilatation élémentaire du gaz que l'être présente en lui même, t le nombre de ces unités de dilatation. En justifiant par des raisons physiologiques le choix, comme intervalle fondamental, des températures de solidification et d'ébullition de l'eau à la pression normale, on parvient à un système de températures qui se confond avec une échelle déduite du théorème de Carnot. Grâce à mon thermomètre physiologique construit avec la nouvelle graduation, j'ai pu démontrer que la perception des températures exprimées par des nombres rythmiques détermine une anesthésie du sens des températures.

En résumé, il n'est pas une déduction de la théorie qui ne puisse être vérifiée par l'expérience. Il n'est pas une expérience dans ces domaines qui ne puisse être précisée par un nombre. Les renversements que l'on rencontre et qui s'expliquent par l'état pathologique des sujets sont peu nombreux par rapport aux confirmations trouvées dans l'hypothèse du normal, de sorte que l'on peut considérer les déductions de la théorie dans le cas de l'être normal comme correspondant à des moyennes d'un grand nombre d'expériences. Ces faits, quelque soit l'avenir réservé à la théorie, ont établi des liaisons intimes entre des domaines jusqu'ici disjoints de la sensibilité, de même que la thermodynamique a établi des rapports entre toutes les quantités physiques, naguère indépendantes. Les instruments que j'ai construits sont des procédés d'enquête scientifique, indépendants de toute théorie et justifiés par leur utilité pratique. Jusqu'à ce jour je me suis plus attaché à prévoir des sens qu'à calculer des relations quantitatives; mais les prévisions numériques précises sont possibles évidemment d'après le caractère de la méthode, une fois les unités naturelles de mon être bien définies : problème dont la métrologie des peuples primitifs, critiquée à la lumière des principes, offre une solution expérimentale.

La première idée de ces travaux remonte à l'année 1877-1878; étudiant, j'instituai alors au laboratoire de Claude Bernard (Muséum) et au laboratoire de Paul Bert des expériences nécessairement rudimentaires et incomplètes. Les premières applications à l'art industriel ont été soumises à *l'Artiste* en 1879 (*l'Artiste*, 1879, 1er vol., p. 215). En 1890, à la suite d'un rapport favorable de M. l'Inspecteur général de l'Enseignement technique sur le Cercle chromatique et sur le Rapporteur esthétique, M. le Ministre du Commerce a décidé qu'il serait utile d'introduire ces méthodes dans l'enseignement technique et par une lettre du 1er Mai m'a demandé de rédiger dans cette vue une *Instruction pratique sur la lumière, la couleur et la forme, accompagnée de quelques planches*, qui doit être publiée sous les auspices du Ministère.

Voici, à titre de documents, quelques appréciations des recueils scientifiques :

Les lecteurs de la *Revue philosophique* savent déjà au moyen de quel ingénieux artifice M. Ch. Henry a essayé de résoudre ces problèmes, par une solution générale s'appliquant aussi bien à la musique qu'aux arts optiques et même à tous les ordres de sensations.

Cette solution, on s'en souvient, s'appuie sur le fait qu'il n'existe ni sensation ni image qui ne soit accompagnée d'un phénomène moteur, d'où il suit qu'on peut ramener l'étude de tous les phénomènes esthétiques élémentaires à celle des représentations motrices correspondantes. De là naît immédiatement l'unité des lois esthétiques fondamentales, chaque ordre de sensation ne soulevant que des problèmes spéciaux relatifs à la détermination de ses réactions motrices. Si nous ajoutons à cela qu'un mouvement agréable est dynamogène et un mouvement pénible inhibitoire, et que la continuité d'un mouvement détermine sa dynamogénie, nous aurons rappelé les bases essentielles sur lesquelles repose la prestigieuse synthèse que nous présente M. Ch. Henry.

Déjà, l'on avait essayé de ramener l'agréable à « la conscience de la vie non entravée » et le beau à « une perception ou une action qui stimule en nous le vie »; mais il y a loin de ces formules générales employées par Guyau aux théories précises que nous avons maintenant devant nous, et l'on ne saurait y voir qu'une de ces intuitions qui précèdent généralement les doctrines régulières..... En résumé, nous sommes en présence d'un essai de réduction à quelques principes uniformes de toutes les lois de notre sensibilité, grâce à cette idée vraiment géniale d'étudier toutes les formes de cette sensibilité dans une seule, la forme motrice, que toutes ont pour propriété de mettre en jeu. Cette idée si profonde, si séduisante à tous les égards, s'est naturellement emparée toute entière de l'âme de celui qui l'a conçue, et, par un penchant bien naturel, il nous semble être devenu à son égard un véritable *croyant* avec tout ce que le mot suppose de force et dans une certaine mesure de faiblesse.

GEORGES LECHALAS.

(*Revue philosophique*, 14ème année, tome XXVIII, Juillet à Décembre 1889, pages 635—645.)

Ce qui est remarquable, dans l'espèce, c'est le caractère vivement esthétique des associations ou des successions de couleurs qui correspondent aux points du cercle que nous savons être contrastants au maximum et rythmiques. Tous les principes énoncés par Chevreul et par M. Helmholtz sur le contraste et l'harmonie des couleurs se trouvent ainsi vérifiés, et, qui plus est, nous pouvons connaître d'avance, et avec une précision mathématique, les points où nous obtiendrons les effets maxima de contraste et les complémentaires normales, si utiles parfois au peintre et au physicien. On obtient un résultat comparable pour les sons, en développant les gammes sur un cercle schématique convenablement adapté aux caractéristiques de la sensation auditive. Là encore, les points rythmiques et les points de contraste maximum coïncident avec des sons mélodiques ou harmonieux.

Nous tenons à ne pas sortir des généralités facilement accessibles. Nous n'entrerons donc pas dans plus de détails sur la sensation auditive et sur l'expression musicale; mais les lecteurs qui voudront suivre les développements de l'auteur seront certainement frappés de l'originalité et de la simplicité des solutions qu'apporte sa théorie à quelques problèmes ardus ou encore très litigieux, tels que l'origine du tempérament et de la gamme mineure, la distinction des gammes mélodiques et des gammes harmoniques, la formule générale des accords possibles, l'origine de l'effet particulièrement désagréable de certains nombres de battements par seconde. La théorie de la dynamogénie et de l'inhibition s'appliquera sans doute avec des modifications convenables et adaptées au caractère de chaque sensation, à tout excitant, électricité, chaleur, poids, odeur, saveur, etc. Toutefois, pour ces deux derniers excitants, il reste encore à trouver l'artifice expérimental de leur développement en gamme. Il y a évidemment là toute une série d'études nouvelles à entreprendre sur la dynamogénie des odeurs et des saveurs.

Nous pensons en avoir assez dit pour indiquer comment M. Ch. Henry est arrivé à démontrer que les propriétés expressives de nos mouvements et de nos sensations, à quelque ordre que celles-ci appartiennent, sont liées à des fonctions géométriques du cercle et sont soumises, en dernière analyse, à une loi unique. Cette loi, assez inattendue, on l'a vu, c'est que les sensations dynamogéniques ou agréables sont celles dont les variations ont, sur leur schème cyclique, leurs représentations en des points qui correspondent aux sommets des polygones inscriptibles par le compas. Parmi ces polygones, le triangle inscrit et le carré correspondent aux effets de contraste maxima compatibles avec les conditions physiologiques de la dynamogénie ou du plaisir.

Pour nous, la grande valeur des recherches de M. Charles Henry est dans la méthode qu'elles constituent pour une jeune science, qui, à ce point de vue, en est encore aux essais et aux tâtonnements: nous voulons parler de la psychologie dite physiologique ou expérimentale.

On l'a dit, il n'y a pas de science sans mesure, et les phénomènes psychiques ont longtemps échappé aux mesures. Aussi un grand nombre de problèmes, que la nouvelle école avait eu seulement le mérite de bien poser, nous paraissent devoir être résolus d'une manière satisfaisante grâce à cette nouvelle méthode psycho-mathématique. Non seulement les faits de dynamogénie et d'inhibition pourront être exactement mesurés et prévus, mais encore telles de leurs particularités recevront une interprétation facile, tirée de leur nature même, nature qui dépend à la fois de la quantité et de la direction, se rattachant par là à cette catégorie de quantités que Hamilton a appelées *vecteurs*, par opposition aux *scalaires* définies par une seule donnée numérique. Les phénomènes de l'association des idées apparaîtront sans doute comme étant soumis à des lois qu'on ne soupçonnait guère; une foule d'illusions normales de nos sens seront susceptibles d'une explication simple. Tels points de psychologie, sur lesquels on ne peut s'entendre, comme la valeur de la loi de Fechner, seront ramenés à des termes nouveaux et sans doute fort simplifiés. Enfin et surtout on pourra établir les rapports exacts qui existent entre les caractères de la personnalité et ses nombreuses manifestations motrices : c'est-à-dire qu'on pourra aborder scientifiquement, entre autres, l'étude de l'expression dans la musique, dans la danse, dans le geste, dans l'écriture. Qu'il nous soit permis de rappeler qu'il y a longtemps déjà nous avons indiqué la possibilité d'une telle étude de l'expression musicale et que plus récemment l'analyse des formes générales d'un grand nombre de graphismes nous a conduit à une classification et à une interprétation qui, par bien des points, sont conformes à la loi générale de mécanique psychique que nous venons d'exposer.

Cette loi fournira une base solide et des principes généraux à la critique d'art, regardée jusqu'ici comme chose toute de sentiment, et où il était permis, sans apparence d'hérésie, d'avancer les opinions les plus contradictoires; sans doute, on comprendra qu'il est permis de discuter des goûts et des couleurs.

Peut-être même, à une époque où les choses de la pédagogie sont en voie d'être mises à la place qui leur est due, pourrait-on trouver dans ces principes l'idée de quelques représentations graphiques simples qui, placées dans les écoles de façon à encadrer le milieu où vit l'enfant et à lui former une sorte d'atmosphère de lignes et de couleurs esthétiques, serviraient à l'éducation inconsciente de ses sens. De grands progrès pourraient être ainsi réalisés, dans la vie courante, au point de vue du choix et de l'association habituels des couleurs, de l'harmonie des lignes et des mouvements, etc.

Cette éducation esthétique constituerait une œuvre de haute moralisation, car si les mouvements rythmiques sont l'expression d'un fonctionnement normal de l'organisme, la vue et l'exécution de mouvements du même ordre, par une sorte de suggestion, donnent aux phénomènes de la vie intime les mêmes qualités que celles dont ils sont l'expression spontanée. Le fond fait la forme et réciproquement la forme modifie le fond.

Enfin, les instruments que M. Ch. Henry a dû construire seront d'un grand secours pour l'art industriel. Les ouvriers d'art en tireront des procédés mécaniques d'une remarquable simplicité pour réaliser des formes et des colorations absolument esthétiques; et par une action de retour leur goût s'affinera et leurs capacités se développeront. En somme, pour toutes les manifestations de l'être vivant M. Ch. Henry a déterminé et a donné la moyen de vérifier ce qui est *normal*, c'est-à-dire le sens des quantités de travail qu'un mécanisme organique parfait doit réaliser comme réaction à une excitation donnée; et rien, parmi les phénomènes ondoyants de la vie, ne paraît devoir échapper à la rigueur des principes qu'il a ainsi établis depuis les productions artistiques jusqu'aux battements mêmes du cœur. C'est donc le premier chapitre d'une véritable mécanique du protoplasma qui nous est révélé. La voie est ouverte. Il s'agit de la parcourir avec le double secours de la méthode mathématique et de la méthode expérimentale. Ce qui s'impose au point de vue mathématique, comme le fait observer l'auteur, est une étude de ces fonctions de dynamogénie et d'inhibition qui permette de déterminer l'équation de courbes, comme celles de M. Marey, mal définies encore, de calculer non seulement le sens mais la quantité de la dynamogénie et de l'inhibition en présence d'un excitant quelconque, de trouver enfin les lois et les limites des variations du travail physiologique pour chaque point des cercles de représentation. Ce qui s'impose, au point de vue expérimental, est la nécessité d'un mode d'enquête physiologique assez délicat pour compléter les réactions mentales par des nombres marquant les variations du travail physiologique. Le jour où l'on trouvera, pour les êtres dont l'état normal aura été dosé, une concordance satisfaisante entre les résultats et les données des formules, l'équation de ce grand problème de la vie dont nous parlions au début serait évidemment résolue.

Les abeilles, en donnant précisément, dans leurs alvéoles, à l'angle d'inclinaison sous lequel les surfaces se réunissent, la valeur qui comporte la plus grande capacité avec la moindre surface, nous avaient bien montré que, dans certains actes physiologiques, il faut reconnaître la marque d'une fonction mathématique inconsciente. Ces rapports des lois des nombres avec nos sensations agréables avaient été d'ailleurs pressentis par Leibniz, quand il disait: « *Musica est exercitium arithmeticæ occultæ nescientis se numerare animi.* » M. Ch. Henry nous démontre que ce ne sont pas seulement les sensations musicales, mais toutes nos représentations qui relèvent d'une mathématique inconsciente. Les representations étant les phénomènes les plus généraux que nous puissions concevoir, les lois mathématiques de ces représentations sont des formules irréductibles qui, une fois établies, réduiront la science positive à un nombre défini de postulats nécessaires et de problèmes possibles.

Nous sommes assurés qu'on reconnaîtra à cette œuvre, toute ardue qu'elle est, une véritable grandeur et une poésie profonde.

J. Héricourt.

(*Revue Scientifique*, 26e année, 3e Série, Tome XVIII, 9 Novembre 1889, p. 586—593.)

La théorie de la musique relie les consonances et les dissonances, c'est-à-dire des faits de plaisir et de peine, à des rapports entre des nombres de vibrations. La lumière, la couleur, la forme, la pression, la température sont de même, suivant la quantité, périodiquement agréables ou pénibles et entraînent des modifications physiologiques bien différentes, parfois fatales. N'y-a-t-il pas pour ces sensations des lois analogues à celles de la sensation auditive? Et toutes ces lois ne sont-elles pas des cas particuliers d'une loi plus générale de mécanique vivante? On a souvent exprimé cette idée: malheureusement le problème est à peu près impossible à aborder directement et par l'expérience. M. Charles Henry, dans des travaux dont nous voudrions donner une idée rapide, l'a attaqué par un détour et par une simplification que nous considérons, avec un savant critique de la *Revue philosophique*, comme une de ces vues géniales qui transforment la science. Le détour a consisté à ne point chercher ce que peuvent être des phénomènes mystérieux comme des sensations, ou inconnus comme des actions moléculaires, mais, généralisant les faits bien établis par la psychologie contemporaine sur l'expression de toute sensation et de toute idée, à étudier les faits psychiques dans les réactions motrices qui leur correspondent.

D'autre part, ces expressions, considérées objectivement dans les organismes supérieurs, sont inextricablement complexes. N'y avait-il pas quelque simplification de ces phénomènes, légitime au point de vue de la conscience, et que l'on pourrait démontrer ultérieurement applicable aussi aux phénomènes inconscients, par conséquent générale? C'est par ces points de vue que l'auteur a été conduit à réduire notre mécanisme naturel à un être mathématique, doué de quatre appendices, dont un supérieur et un inférieur à droite, un supérieur et un inférieur à gauche, exprimant par des changements de direction sur des cycles toutes variations d'excitation et du travail physiologique correspondant.

Naturellement il convenait d'attribuer à cet être simplifié l'intelligence, la mathématique inconsciente rigoureuse de l'instinct et la recherche du problème, si manifestes dans la construction des alvéoles des abeilles, la tendance à l'action, que l'on constate chez tous les êtres vivants normaux et reposés. C'est grâce à ces données et en se servant de nombreux faits psychologiques et physiologiques qu'il a été possible de constituer une mathématique symbolique spéciale, permettant de fixer sur le schème circulaire les points dirigés qui représentent des rapports numériques objectifs plus ou moins complexes comme des intervalles chromatiques et des intervalles sonores (théorie du contraste), et permettant de prévoir, suivant l'écart de ces points, quelque soit l'excitant, la possibilité ou l'impossibilité de mouvements d'expression continus, c'est-à-dire descriptibles sans interruption dans le temps et dans l'espace, pour le mécanisme de compas auquel est assimilable, d'après le principe, le mécanisme vivant: cette seconde partie de la théorie constitue la théorie du rythme et de la mesure. Aux conditions de possibilité ou d'impossibilité de mouvements continus d'expression correspondent subjectivement des sensations de plaisir ou de peine et objectivement des accroissements ou des diminutions dans le travail physiologique (effort musculaire, battements du pouls, mouvements respiratoires etc.). Dans quelques cas M. Henry a pu compléter la connaissance des réactions subjectives par des expériences dynamométriques; dans d'autres, le mode d'enquête physiologique est encore à trouver. Mais une formule donne le sens des réactions motrices pour la sensation visuelle et la sensation auditive, en attendant que des recherches mathématiques ultérieures permettent d'en déterminer les grandeurs respectives.

On comprend que, grâce à leur extrême généralité, ces nouveaux points de vue doivent fatalement relier des doctrines en apparence hétérogènes par des applications fécondes, sinon faciles . . .

Il est impossible de n'être pas frappé de la remarquable concordance des prévisions de la théorie et de l'expérience que l'auteur obtient chez les sujets normaux; nous engageons vivement M. Charles Henry à publier les nombreux spécimens de formes et de polychromies qu'il a soumis aux sociétés savantes.

ÉMILE MEYERSON.

(*Bulletin scientifique* du 20 décembre 1887.)

M. Ch. Henry, the learned « Bibliothécaire à la Sorbonne », and the author of numerous well-known works relating to mathematics, art, and aesthetics, has recently startled the scientific world by his ingenious mathematical theory of expression. . . . .

The artist is frequently in need of a complementary color, namely the colored light, that mixed with another produces the effect of white. He is constantly called upon to solve problems of illuminating power, of harmonies, of the mixture of colored lights and pigments. The painter thus must be able to determine the *normal* laws of complements and of mixtures. Yet, how is he expected to determine these normal laws? The idea is not altogether new, but the problem is not directly approachable by way of experiment. M. Ch. Henry attempts to solve this difficult problem by an indirect method, that will, it is claimed, transform contemporary science. . . . . . By direct deductions from a fundamental fact of organization, the author thus has been able to determine the *normal*, hitherto inaccessible to observation and to experiment, and to show the correlation between three orders of phenomena: physical phenomena, electricity and heat; mechanical phenomena, virtual motions of the living being, continuous and interrupted, and subjective phenomena, pleasure and pain.

(*The Open Court* of Chicago, 1890, page 2457.)

M. Ch. Henry n'est pas seulement un mathématicien érudit à la production remarquablement facile et abondante; c'est de plus un tempérament métaphysique exceptionnel . . . . .

J'ai plaisir à y voir un essai d'explication idéaliste, c'est-à-dire immanente et logique, qui vaut par lui-même, et un essai de constitution d'une esthétique réelle et mathématique qui réclame, de la part des quelques gens qui peuvent en comprendre le prix, une étude attentive.

LUCIEN HERR.

(*Revue critique d'histoire et de littérature*, 23ème année, N° 45, 11 nbre 1889, page 333.)

1. Introduction à une esthétique scientifique. (*Revue contemporaine*, 25 août 1885, 31 pages.)

Exposé populaire de l'idée fondamentale de la théorie des sensations de forme, de couleurs et de sons. Dans les dernières pages j'indique l'utilité qu'il y aurait à analyser le langage par des appareils enregistreurs des sons et des bruits et la possibilité d'en noter la musique naturelle. Je considère la métaphore comme une série d'images, sans relations objectives nécessaires, évoquant des états subjectifs analogues, exprimés par des directions symboliques ou réelles analogues, ce qui permet d'élargir considérablement la portée de ce procédé et même de créer des techniques littéraires nouvelles. J'indique un certain nombre de faits pathologiques d'association du son, de la couleur, du nombre et de la direction (d'Abbadie, Galton, etc.).

E' este folheto d'uma grande importancia pelas questões que n'elle se expoẽm . . . . .

E' a premeira vez que se encara a questão da emocão esthetica sub o ponto de vista mathetico, segundo cremos.

O presente trabalho de Mr. Charles Henry, empõe-se-nos pelo seu grande valor scientifico.

Todavia, estas paginas naõ conteem mais do que os prolegomenos d'uma grande obra que o talentoso escriptor tem entre mãos.

(*O Atheneu*, de Lisbonne.)

Nel riprodurre con qualche commento il sommario d'agosto della *Revue contemporaine* confessai di non aver mai letto un saggio d'estetica scientifica paragonabile a quello del dotto signor Ch. Henry, il quale svolge con formole mathematiche il problema dell'estetica, delle forme, dei colori, dei suoni . . . .

Leggetela quest'introduzione edita da pochi giorni in opuscoletto dalla stessa *Contemporaine* e vedrete una originalissima fusione della scienza e dell'arte.

(*Il Sole* de Milan.)

2. Loi d'évolution de la sensation musicale. (*Revue philosophique, juillet* 1886, 7 pages.)

Étude d'une association d'idées entre les sons aigus et le haut d'une part et d'autre part entre les sons graves et le bas. Cette association d'idées s'est renversée pour les Grecs, qui ont associé l'aigu avec le bas, le grave avec le haut. Les théories d'Aristote et de Plutarque qui expliquaient l'acuité ou la gravité par des accroissements ou des diminutions de vitesse font supposer qu'ils ont connu les faits de l'élévation ou de l'abaissement apparents d'une note suivant son rapprochement ou son éloignement de l'auditeur. Cette remarque semble avoir été l'origine de l'association d'idées des Grecs : en effet, pour être visible à l'œil situé dans la ligne d'horizon, un objet éloigné doit être plus haut sur le plan perspectif qu'un objet rapproché. De là l'association de directions en bas ou en haut avec le rapprochement ou l'éloignement du corps sonore et l'acuité ou la gravité des sons émis. Au contraire notre association des sons aigus avec le haut, des sons graves avec le bas viendrait de la suggestion essentiellement subjective par laquelle une catégorie d'excitations plus ou moins intenses (accroissements ou diminutions de vitesse) évoque une catégorie très différente d'excitations qui sont de même plus ou moins intenses (directions en haut ou en bas des appendices). On peut donc formuler brièvement cette loi : « *Il y a eu évolution d'une représentation plus objective vers une représentation plus subjective pour la sensation musicale.* » Je puis démontrer que l'association actuelle s'est développée avec le christianisme et j'applique la loi d'évolution à l'interprétation des caractères généraux de la musique grecque.

Si l'on se plaçait au point de vue purement subjectif en négligeant les théories physiques sur l'aigu et sur le grave, on retrouverait les mêmes conclusions. L'hyperesthésie déterminée par les sons aigus chez les sujets normaux ne peut s'exprimer que par des directions symboliques de l'inhibition motrice, c'est-à-dire par les directions de haut en bas : ce qui est l'association des Grecs. Notre association a donc le caractère d'un renversement, qui implique une évolution vers l'hyperesthésie et conséquemment vers les représentations d'un caractère plus subjectif. D'autres faits, comme l'évolution des diapasons vers l'aigu, pourraient être cités à l'appui de cette remarque.

3. La théorie de Rameau sur la musique. Paris, librairie Hermann, 1887, 16 pages in-8°.

Exposé des travaux théoriques du grand musicien.

Das Ziel der hier vorliegenden Schrift ist, die Theorie Rameau's und seiner Nachfolger als veraltet nachzuweisen.

Um dasselbe zu erreichen, hätte ein viel geringerer Aufwand von Gelehrsamkeit ausgereicht. Auch wäre es gut gewesen, mit noch stärkerem Nachdrucke auf den Nutzen, welchen Rameau's Tonlehre für ihre Zeit gehabt hat, hinzuweisen. Dankt ihm doch die heutige Jugend noch den einfachen Begriff des Dreiklanges und der Dreiklangsfamilie. Die Arbeit Henry's hat aber darin einen groszen Werth, dasz sie das complicierte System Rameau's auf wenige leicht verständliche Grundzüge zurückführt.

(*Literarisches Centralblatt*, 1888, p. 218.)

4. Wronski et l'esthétique musicale. Paris, librairie Hermann, 1887, 42 pages, in-8°.

Réimpression d'une lettre et d'un mémoire rarissimes renfermant sur les rapports de la théorie de la division du cercle et de la théorie musicale une vue profonde, tout intuitive, à laquelle j'avais été conduit par la voie que j'ai indiquée, sans connaître ces écrits qui m'ont été signalés, au cours d'un entretien sur ces problèmes, par M. le professeur Mannheim.

In dieser kleinen Arbeit werden Mittheilungen gemacht über die Versuche zur Begründung der musikalischen Aesthetik, welche der polnische Philosoph und Privatgelehrte H. Wronski unternommen hat. Diese Versuche sind interessant und eigenthümliche durch die Combination der physischen und mathematischen Tontheorie . . . . Die Vertreter der betreffenden Disciplinen werden die Veröffentlichung Henry's mit Dank entgegennehmen und auf die Fortsetzung gespannt sein.

(*Literarisches Centralblatt*, 1888, p. 217.)

5. Rapporteur esthétique. Notice sur ses applications à l'art industriel, à l'histoire de l'art, à l'interprétation de la méthode graphique, en général à l'étude et à la rectification esthétiques de toutes formes. Paris, G. Séguin éditeur, 1887, 38 pages in-folio.

Préambule. – I. Le problème esthétique. – II. Sensation de forme. – III. Instruction pratique. – IV. La méthode graphique. – V. Applications générales. Appendice. 1° Table de conversion de demi degrés en sections naturelles de la circonférence. 2° Table de produits et quotients par 6. 3° Table des nombres rythmiques de 1 à 8 589 734 570. 4° Applications. – Graphiques des tensions artérielles dans une endopéricardite suivis de leurs formules de rythmes et de mesures. 5° Exercices. – Évolution des caractères typographiques employés à l'Imprimerie nationale de 1640 jusqu'à nos jours. 6° Planches. – Rythmes et mesures des figures.

Le rapporteur esthétique diffère des rapporteurs ordinaires en ce qu'il présente immédiatement et exactement les sections naturelles de la circonférence les plus simples et les plus utiles à l'esthétique, c'est-à-dire le $\frac{1}{3}$, le $\frac{1}{4}$, le $\frac{1}{5}$, . . le $\frac{1}{81}$ et indirectement toutes les autres sections. L'échelle des degrés se trouve comprise sur le rapporteur esthétique entre les échelles des sections naturelles, l'échelle extérieure servant à évaluer les angles dirigés à gauche de l'observateur, l'échelle intérieure servant à évaluer les angles dirigés à droite.

M. G. Séguin a construit en outre un triple décimètre esthétique indiquant dans les limites 1–1200 par des traits longs les mesures rythmiques.

6. Cercle chromatique présentant tous les compléments et toutes les harmonies de couleurs, avec une introduction sur la théorie générale de la dynamogénie, autrement dit du contraste, du rythme et de la mesure. Paris, Ch. Verdin constructeur, 1889, 56 pages in-folio.

Avant-propos. I. Travail intérieur et directions. 1. Formes de la mécanique vivante. 2. Dynamogénie et inhibition des directions.

II. Le contraste. 3. Contraste successif et simultané; maxima et minima. 4. Lois des deux contrastes. Erreurs d'estimation. 5. Le contraste et les algorithmes fondamentaux. 6. L'unité et ses divisions naturelles. 7. Le contraste et la théorie de la conscience. 8. Détermination des minima perceptibles de différents ordres. 9. Inégalités de contraste. 10. Illusions d'optique.

7. Sur la dynamogénie et l'inhibition. (*Comptes rendus des séances de l'Académie des Sciences*, séance du 7 janvier 1889.)

Note, présentée par M. Brown-Séquard, renfermant un exposé rapide du principe, des méthodes et des applications.

8. Sur un cercle chromatique, un rapporteur et un triple décimètre esthétiques. (*Comptes rendus des séances de l'Académie des Sciences*, séance du 28 janvier 1889.)

Ce mémoire, lu à l'Académie, est une description des instruments nouveaux et de quelques illusions d'optique que la théorie permet de prévoir.

9. Le contraste, le rythme, la mesure. (*Revue philosophique*, octobre 1889, 25 pages.)

Exposé historique et philosophique des principaux résultats.

10. Sur une loi générale des réactions psycho-motrices. (*Association française pour l'avancement des Sciences*; Congrès de Paris, 1889. 37 pages.)

Ce mémoire est le résumé de trois Communications que je fis à trois sections de l'Association française : le 10 août 1889, à la Section de physique sur le principe et la graduation d'un thermomètre physiologique et le coefficient de dilatation des gaz parfaits; le 12 août, à la Section de pédagogie, sur l'éducation du sens des formes et du sens de la couleur; le 13, à la Section de zoologie, sur la dynamogénie et l'inhibition. Pour éviter des renvois et des répétitions inutiles, j'ai réuni en ces pages ces travaux qui, différents en apparence, sont le développement des mêmes principes. Rappelant les conceptions fondamentales exposées en tête de mon *Cercle chromatique* et de mon *Rapporteur esthétique*, j'indique le principe d'une classification des sensations d'après les types possibles de leurs expressions motrices chez mon être simplifié; j'énonce les lois générales de leurs harmonies; j'insiste particulièrement sur les sensations de lumière, de pression, d'effort musculaire, celle-ci présentant de remarquables confirmations expérimentales; j'expose les moyens de définir par des nombres les odeurs et les saveurs et de déterminer le système physiologique des températures; enfin je termine par quelques considérations physiologiques et mathématiques sur la dynamogénie et l'inhibition.

11. Sur le principe et la graduation d'un thermomètre physiologique. (*Comptes rendus des séances de la Société de biologie*, 8 fév. 1890.)

Exposé d'une graduation thermométrique déduite du théorème de Carnot. Cette formule permet d'interpréter par l'inverse des densités relatives des nombres rythmiques en ces intervalles le fait remarquable signalé par Weber que l'on apprécie le mieux les différences de température entre 27° et 33° cent.; puis entre 33° et 37°; puis entre 14° et 27.°

12. Application de nouveaux instruments de précision (cercle chromatique, rapporteur et triple decimètre esthétiques) à l'archéologie. Paris, Leroux, 1890, 31 pages in-8°.

Ce mémoire a été présenté à l'Académie des inscriptions et belles-lettres (*Comptes rendus des séances de l'année 1890*, séance du 7 février) par M. Georges Perrot, qui s'exprime ainsi:

Dans cette brochure, extraite de la *Revue archéologique*, M. Charles Henry, qui a donné déjà maintes preuves de la curiosité et de l'ingéniosité de son esprit, après avoir indiqué comment les sensations de forme et de couleur peuvent varier suivant les temps, cherche à fournir les moyens de comparer rigoureusement, au point de vue esthétique, les formes et les polychromies des divers âges. C'est ce qu'on ne pouvait faire sans instruments de précision capables de noter exactement à ce point de vue les documents et de réaliser, suivant des lois que l'on puisse considérer comme normales, des harmonies de formes et de couleurs. Il présente ici sans aucun détail théorique ses instruments aux archéologues, puis il montre comment on peut appliquer le rapporteur et le triple décimètre à l'étude morphologique de trois types bien connus de fabrication des amphores dans l'antiquité.

Dans l'introduction de ce travail je cite différents faits qui semblent devoir conduire à une généralisation de la loi d'évolution de l'objectif vers le subjectif qui caractérise les transformations de la sensation musicale. Je note sur certaines peintures de Pompei et sur un grand nombre de statues antiques une légère divergence des axes visuels qui influe sans doute sur *l'air fatal* des physionomies et qui serait l'expression d'un état mental plus objectif que le nôtre, moins conscient et moins volontaire. Je rattache au même état physiologique le souci tout spécial des illusions d'optique qu'on rencontre dans l'architecture grecque, souci que tendent à faire disparaître les multiples changements de point de vue inséparables de préoccupations subjectives complexes.

Les explorations dynamométriques ont établi qu'il y a, en général, moins de différence chez la femme que chez l'homme droitier, entre la force des membres supérieur et inférieur droits d'une part et la force des membres supérieur et inférieur gauches d'autre part; pour obtenir le maximum d'effort, l'homme tendra donc plus que la femme à exercer sa droite.

Ces faits me conduisent à poser une question: Si à une certaine période l'éphèbe a pu s'épanouir si parfaitement dans l'art, ne faut-il pas voir chez l'homme de cet âge l'indice d'un état des forces moins dyssymétrique, causant une symétrie presque féminine des formes? La persistance relativement grande, dans les écritures cadméennes, de la direction phénicienne de droite à gauche, n'est-elle pas une autre preuve d'une indifférence entre la droite et la gauche ?

13. Recherches expérimentales sur la sensibilité thermique. (*Comptes rendus des séances de l'Académie des Sciences*, 4 août 1890, 2 pages.)

Présentation de mon thermomètre physiologique étalon de 0° a 100°, construit par la Société centrale des produits chimiques, présentant à gauche l'échelle vulgaire, à droite l'échelle physiologique dont les degrés t sont liés aux degrés centigrades ordinaires θ par la relation

$$t = \frac{\log(\theta + 273) - \log 273}{\frac{\log 373 - \log 273}{100}}$$

Deux bains, dans chacun desquels l'expérimentateur plonge une des mains, d'abord directement, puis en les croisant, toujours simultanément, sont amenés à des températures plus ou moins voisines t, t'. Le dispositif expérimental assure une uniformité et une constance suffisantes de la température de chaque bain, en même temps que l'égalité approximative des surfaces d'immersion de chaque main. Un petit thermomètre témoin détermine, pour une correction nécessaire, la température moyenne de la portion de la tige thermométrique qui émerge du bain. Le sujet doit indiquer, au bout de temps égaux, quelle est la température qui lui paraît la plus élevée. La grandeur ou la petitesse relative de la différence $t - t'$, nécessaire à la perception d'une différence mesure l'anesthésie ou l'hyperesthésie déterminée par ces températures. On constate que la différence $t - t'$ est objectivement considérable, subjectivement petite, nulle, même négative: 1° quand t ou quand t' est un nombre de la forme 2^n ou $2^n + 1$ (premier), ou produit de 2^n par un ou plusieurs nombres premiers de cette dernière forme (ce qu'indiquent, sur la graduation, des flèches en rouge); 2° quand un ou plusieurs nombres de ces formes, que j'appelle *rythmiques*, sont compris entre t et t'.

14. La lumière, la couleur et la forme. (*Revue scientifique*. N^os des 6 et 20 septembre 1890, 30 colonnes.)

Conférence faite à la Bibliothèque professionnelle d'art et d'industrie Forney. Présentation de résultats nouveaux sur l'action hyperesthésiante ou anesthésiante d'intervalles lumineux, sur les harmonies du lavis et les illusions d'optique dans les lignes et les angles suivant leurs situations.

Ce travail a été en outre tiré à part du recueil des Conférences de la Bibliothèque, publié sous les auspices de la préfecture de la Seine (65 pages in-18).

15. Olfactomètre fondé sur la diffusion à travers les membranes flexibles.

(*Comptes rendus des séances de l'Académie des Sciences*, 9 févr. 1891, 3 pages.)

Le but de l'olfactomètre est de déterminer le poids d'odeur passant successivement par un centimètre cube d'air, qui correspond au minimum perceptible et aux divers degrés de la sensation olfactive. L'instrument, construit par G. Berlemont, consiste en un réservoir de verre traversé par deux tubes glissant l'un dans l'autre: 1° un tube de papier bouché par le bas; 2° à l'intérieur de celui-ci un tube de verre gradué en millimètres qu'on introduit dans l'une des narines en bouchant l'autre. On introduit quelques gouttes de liquide dans le réservoir; une fois le réservoir saturé, on enferme le tout dans une éprouvette bien close; l'opérateur soulève avec la main le tube d'un mouvement uniforme en s'attachant à respirer normalement; pendant ce temps, la vapeur s'écoule du réservoir dans le tube; au moment où la sensation minima se produit, l'opérateur arrête le mouvement; il note la hauteur et la durée de soulèvement: avec ces deux éléments, avec un nombre dépendant à la fois de l'expérience et d'une constante de chaque appareil, enfin avec une constante du corps odorant à la température de l'expérience, on obtient le poids d'odeur passant successivement par un centimètre cube d'air. Soit Q' le poids de la vapeur considérée qui passe du réservoir saturé dans le tube à travers le papier en une seconde et par millimètre carré; soit P le poids qui a passé au bout du temps t, le tube de papier de rayon R ayant été découvert sur une hauteur z avec une vitesse constante de soulèvement; l'intégration donne:

$$P = Q' \pi R z t.$$

Si on appelle V le volume du tube de verre, l'espace parfumé est $V + \pi R^2 z$, le minimum perceptible M est, d'après la définition, $\frac{P}{V + \pi R^2 z}$; le quotient $\frac{\pi R}{V + \pi R^2 z} = B$ est un nombre dépendant à la fois de l'expérience et de l'appareil, de sorte que l'on a, en supposant la vapeur parfaitement diffusée dans tout l'espace:

$$(1) \quad M = B z t Q'.$$

Pour déterminer Q', il a fallu considérer un nouveau cas de diffusion: la diffusion à travers un septum flexible, c'est-à-dire au-dessus et au-dessous duquel la pression totale est la même, les pressions partielles de la vapeur et de l'air étant différentes. Si on appelle q le poids qui s'évapore à l'air libre, q' le poids qui s'évapore à travers le papier, on trouve (ainsi que l'ont démontré des expériences poursuivies avec M. Gustave Robin sur des corps très différents, comme l'éther, le chloroforme, la vapeur d'eau, etc. que $\frac{q'}{q} = \alpha$ est le même pour tous les corps et égal en moyenne 0,65. Le calcul montre que Q' est relié à q par la relation très simple:

$$Q' = q \frac{\alpha}{1 - \alpha}.$$

La nécessité d'opérer très rapidement à cause de l'altération facile à l'air de la plupart des essences odorantes m'a fait recourir pour obtenir q à un aréomètre dont la tige a $0^{mm},5$ environ de diamètre, surmonté d'une coupelle d'argent de $0^{cmc},600$ environ, lequel se déplace dans l'alcool le long d'une règle divisée et qu'on maintient dans un bain à une température aussi constante que possible. Cet appareil a reçu le nom de pèse-vapeur. En vue d'éviter les perturbations thermo-électriques, on le gradue avant et après chaque opération en notant le nombre de divisions dont se déplace la tige cylindrique sous un poids étalonné. J'ai observé qu'au début l'évaporation est en général intense; elle ne devient proportionnelle au temps qu'au bout de quelques minutes pour les huiles essentielles. C'est avec ces valeurs permanentes de q que j'ai pu calculer par la formule (1) des minima perceptibles variant de $0^{mgr},00187$ chez un sujet avec le winter-green à $2^{mgr},49$ chez un autre sujet avec l'éther.

16. Conférence sur les odeurs à la Bibliothèque Forney (14 mars 1891).

Principales propriétés des gaz et des vapeurs. Équivalents et poids atomiques. Isomérie. Classification des substances organiques. Série aromatique. Notations de la théorie atomique. Modes de fabrication des odeurs. Classification physiologique. Étude des principales odeurs. Lois de la diffusion. Volatilité des parfums. Pèse-vapeur. Action des forces physiques sur le dégagement de l'odeur: parfums et couleurs des fleurs; absorption de l'odeur suivant la couleur, de la chaleur suivant l'odeur. Méthodes pour reconnaître les falsifications. Olfaction dans la série animale. Olfactométrie. Influence de l'odeur sur la respiration et l'effort musculaire. Comment se peut poser par mes méthodes le problème de l'odorance.

17. Recherches nouvelles d'olfactométrie. (*Société française de Physique*, 17 avril; *Comptes rendus des séances de l'Académie des Sciences*, 20 avril; *Société d'encouragement pour l'industrie nationale*, 24 avril 1891.)

Les minima perceptibles calculés en divisant par le volume total parfumé le poids de vapeur odorante qui a passé successivement du réservoir dans le tube de l'olfactomètre sont évidemment trop forts, car la vapeur n'est jamais entièrement absorbée par les narines. Il s'agissait de déterminer le poids de vapeur restant dans l'instrument. Pour cela considérons dans un tube V_0 de la forme et de la capacité moyennes du tube de l'olfactomètre un mélange d'air et d'acide carbonique ; soit v_0 le volume d'air et d'acide carbonique absorbé à chaque inspiration ; le rapport $\frac{v_0}{V_0}$, à cause de l'extrême dilution des vapeurs étudiées et aussi de la petitesse du volume V_0, peut être considéré comme indépendant des caractères physiques de ces vapeurs. L'expérience a donné, sur moi, $\frac{v_0}{V_0} = 0,0173$. Connaissant par le pneumographe l'intensité de l'inspiration du sujet dans l'expérience précédente, on peut calculer v_0 pour tout autre sujet dont on connaît par le même instrument l'intensité d'inspiration. Si on appelle P_0 le poids de vapeur désigné dans la précédente communication par P; p le poids de vapeur absorbé par les narines et correspondant à des limites plus resserrées du minimum perceptible ; P le poids de vapeur restant dans l'appareil ; le calcul donne, en désignant par a la vitesse constante de soulèvement, par r le rapport 0,0173 ou tout autre rapport déduit de celui-ci pour le sujet considéré, par τ la durée totale d'une inspiration et d'une expiration consécutives, par n le nombre des inspirations :

$$P = \frac{\pi R Q' z^2}{a} - \frac{\pi R Q' r z^3}{3a^2\tau}, \qquad p = \frac{P_0 n r}{3}.$$

Dans la communication à la Société d'encouragement je montre que les procédés suivis actuellement en parfumerie pour avoir une idée de l'intensité respective de deux odeurs n'ont aucune valeur et je présente une table des vitesses d'évaporation de différentes dissolutions et mélanges d'essences, de laquelle il ressort que le pèse-vapeur peut rendre de grands services dans le décèlement des falsifications.

18. Influence de l'odeur sur les mouvements respiratoires et sur l'effort musculaire. (*Comptes rendus des séances de la Société de Biologie*, 6 juin 1891, 8 pages.)

Étude de graphiques respiratoires et d'efforts maxima de pression obtenus au dynamomètre sous l'influence de l'inspiration de poids de vapeur odorante.

L'amplitude du travail respiratoire T par unité de poids d'odeur et dans l'unité de temps t est donnée par la relation

$$T = \frac{\alpha n}{\varpi t},$$

dans laquelle α désigne l'arc de la courbe de l'inspiration et de l'expiration, n le nombre des respirations, ϖ la valeur moyenne du poids inspiré à chaque inspiration. Avec l'ylang-ylang, le romarin, le winter-green, on obtient des valeurs concordantes de T dans le sens de leurs rapports pour divers sujets: ce qui ne se produit pas pour les minima perceptibles. Les nombres obtenus en appliquant la formule $P = 2\pi Rzt\, Q'$ sont trop petits, car on suppose négligeable la pression de la vapeur passée dans le tube : un calcul rigoureux exigerait la connaissance des tensions maxima et des densités de vapeur des odeurs, mais n'altérerait pas beaucoup les rapports très différents entre eux des amplitudes respiratoires. Je compte reprendre prochainement ces recherches en appliquant la formule rigoureuse

$$\Pi = \left(1 - e^{-Kkt}\right) \frac{1}{k}$$

dans la quelle pour abréger K désigne $Q'2\pi Rz$ et k désigne $\frac{760\,(1 + \alpha\theta)}{F.V.\,1{,}293.\delta}$.

19. Recherches expérimentales sur l'entraînement musculaire. (*Comptes rendus des séances de l'Académie des Sciences*, 22 juin 1891.)

J'ai poursuivi ces recherches avec des haltères gradués, construits par A. Aubry, que j'appelle *dynamogènes*. Avant l'apparition de la fatigue, je constate, de l'entraînement ou une perte de force moindre à effort égal dans le même temps, quand la série des poids soulevés est composée de poids dont les rapports au premier sont rythmiques.

Soient E_0, E'_0 les efforts maxima de pression, enregistrés au dynamomètre de Régnier, des muscles fléchisseurs de la main avant et après la succession de poids à rapports rythmiques T_0; la fraction $f_0 = \frac{E_0 - E'_0}{E_0}$ mesure la fatigue ou, si elle est négative, l'entraînement. De même, la fraction $\pm f_1 = \frac{E_1 - E'_1}{E_1}$ mesure la fatigue ou l'entraînement produit par une succession de poids à rapports non rythmiques supérieure à la précédente, T_1; la fraction $\pm f_2 = \frac{E_2 - E'_2}{E_2}$ mesure la fatigue ou l'entraînement produit par une succession de poids à rapports rythmiques supérieure à la précédente, T_2. Posons

$$\frac{T_0}{T_1} = \frac{T_1}{T_2} = N \text{ sensiblement.}$$

Si les poids à rapports rythmiques n'avaient aucune influence, on aurait, en adoptant l'hypothèse la plus simple de toutes:

$$\frac{\pm f_0}{\pm f_1} = \frac{\pm f_1}{\pm f_2} = \text{N sensiblement.}$$

Si les poids à rapports rythmiques ont pour effet de diminuer la fatigue ou d'augmenter l'entraînement relativement aux poids à rapports non rythmiques, 1° ou bien f_0 et f_2 seront tous deux négatifs ou nuls, ou f_2 sera seul négatif ou nul, f_1 étant positif, ou encore f_0 et f_2 seront tous deux négatifs ou f_2 sera seul négatif, f_1 étant nul; 2° ou bien suivant les cas de fatigue ou d'entraînement après chaque succession

$$\frac{f_0}{f_1} < \text{N}; \ \frac{f_1}{f_2} > \text{N};$$

$$\frac{-f_0}{-f_1} > \text{N}; \ \frac{-f_1}{-f_2} < \text{N}.$$

Chez les sujets hyperesthésiés on aura au contraire: ou bien f_1 négatif, pour f_0, f_2 positifs ou nuls ou f_2 seul positif ou nul, ou encore $f_1 = 0$ pour f_0, f_2 positifs ou f_2 seul positif; ou bien suivant les cas

$$\frac{f_0}{f_1} > \text{N}; \ \frac{f_1}{f_2} < \text{N};$$

$$\frac{-f_0}{-f_1} < \text{N}; \ \frac{-f_1}{-f_2} > \text{N}.$$

L'expérience justifie remarquablement les prévisions que permettaient la théorie et le calcul d'expériences de M. Delbœuf sur l'importance pratique des successions de poids à rapports rythmiques.

20. Saporomètre fondé sur la loi de Torricelli. (G. Berlemont constructeur.) Cet instrument est destiné à la mesure de la concentration ou du poids de substance diluée dans un volume d'eau qui correspond aux minima perceptibles et aux différentes modifications d'intensité des saveurs. Il consiste en un vase de Mariotte plein d'eau et en un flaçon bouché à l'émeri renfermant la dissolution sapide, muni d'une poire en caoutchouc qui permet d'exercer une pression sur le liquide et d'un manomètre à mercure, qui enregistre cette pression par le poids de mercure écoulé dans une éprouvette de même diamètre. Les deux flacons sont reliés l'un à l'autre par deux tubes munis de robinets qui en se rejoignant permettent à la dissolution et à l'eau de se mélanger intimement; le mélange est amené à la bouche par un tube en Y. Si p désigne le poids de substance diluée, C la concentration, V le volume de la dissolution dans la bouche, on a $C = \frac{p}{V}$; le minimum perceptible, d'après la

définition, est $\frac{CV}{(1-C)V+V'}$, V' étant le volume d'eau pure. Il s'agit de connaître V et V'.

Si on appelle σ la section contractée du tube d'écoulement, g l'intensité de la pesanteur, t le temps compris entre l'instant où l'écoulement a commencé et l'instant où l'on a reconnu la saveur, η la différence entre la pression finale et la pression initiale, ϖ la densité de la dissolution, en général, sensiblement égale à 1 dans le cas d'une dissolution aqueuse, on obtient V par la formule

$$V = \frac{2}{3}\sigma t \sqrt{\frac{2g\eta}{\varpi}}.$$

Dans cette formule η est exprimée en tonnes par mètre carré; si η' désigne la pression exprimée en grammes par centimètre carré, on a $\eta = \frac{\eta'}{100}$ et la formule devient

$$V = \frac{2}{3}\sigma t \sqrt{\frac{2g\eta'}{100\varpi}}.$$

La quantité $\frac{2}{3}\sigma\sqrt{\frac{2g}{100\varpi}}$ est une première constante de l'appareil, $K = 3^{cmc},715$.

Le volume d'eau écoulé V' est donné par la formule

$$V' = \sigma t \sqrt{2gb}$$

dans laquelle b est la distance verticale comprise entre l'orifice d'écoulement et la section inférieure du tube vertical du vase de Mariotte. La quantité $\sigma\sqrt{2gb}$ est une seconde constante de l'appareil, $K' = 2^{cmc},571$.

Avec cet instrument on peut facilement déterminer en deux minutes des minima perceptibles dont la mesure (d'ailleurs incorrecte) par des essais de dilutions successives exigerait plusieurs heures.

21. Recherches expérimentales sur l'acuité auditive et sur le sens du temps. Ces expériences ont pour objet d'étudier l'influence sur l'acuité auditive et sur le sens du temps de successions de mesures, de durées variables; on entend tantôt les multiples rythmiques de l'unité de temps, tantôt les multiples non rythmiques. Les mesures sont frappées par un *métronome* que j'appelle *discontinu* construit par M. Guenet et qui consiste en un cylindre mû avec des vitesses variables par un mouvement d'horlogerie réglé par un volant; sur ce cylindre sont fixées à des distances convenables des pointes, qui viennent

heurter une languette métallique. L'acuité auditive est mesurée par la distance à laquelle le sujet perçoit le bruit d'une montre qui vient d'être remontée. Le sens du temps est mesuré par la hauteur dont il faut élever ou abaisser le poids mobile d'un métronome ordinaire pour que le sujet perçoive une différence de rapidité dans la mesure. Les vitesses du métronome discontinu sont modifiées de manière que le sujet entende toujours le même nombre de coups dans le même temps, que les successions soient rythmiques ou non. Les résultats obtenus jusqu'ici sont très satisfaisants et promettent des applications utiles à l'établissement des signaux sonores et optiques, à l'orchésographie, etc.

22. Échelles opsimétriques. (Choquart et Peuchot constructeurs.)

Suivant que le quotient de la somme des diverses acuités visuelles correspondant aux angles non rythmiques dans leurs diverses situations par la somme des acuités correspondant aux angles rythmiques dans des situations aussi identiques que possible aux précédentes est supérieur, égal, ou inférieur à l'unité, il y a état normal, anormal, ou fatigue de la rétine. J'appelle *indicateur opsimétrique* cette nouvelle constante en ophtalmologie et *échelles opsimétriques* les angles destinés à la déterminer pour un œil normal au point de vue de la réfraction ou dont l'amétropie ou l'astigmatisme sont corrigés. La distance de visibilité des objets à l'œil nu étant trop considérable pour que sa mesure ne soit pas sujette à de nombreuses erreurs dépendant des milieux, j'adapte à l'extrémité d'une règle plate divisée en millimètres une lentille qui a pour résultat de brouiller les images et je fais glisser sur ce mètre un curseur qui présente dans toutes les situations les différents angles tracés à côtés égaux et d'une même épaisseur de trait. Une formule simple permet de transformer les distances observées avec la lentille en distances observées à l'œil nu.

23. Recherches théoriques et expérimentales sur les illusions d'optique.

L'objet de ce travail est de déterminer les erreurs normales d'appréciation d'une droite ou d'un angle plus petits ou plus grands que le lieu de la vision directe et de donner les formules nécessaires pour déterminer la vision apparente d'une valeur donnée dans une droite ou dans un angle quelconques.

24. Recherches expérimentales sur la sensibilité lumineuse et sur la sensibilité visuelle.

J'étudie, au moyen d'un photoptomètre fondé sur la phosphorescence et pouvant donner simultanément des images lumineuses d'intensité rigoureusement mesurable, l'influence de la perception simultanée ou successive d'intervalles lumineux. Les variations rythmiques ou non des rapports d'intensité produisent les mêmes phénomènes d'anesthésie ou d'hyperesthésie que dans les autres sensations de la même variété du même type. Je poursuis des recherches analogues sur les différentes teintes du lavis.

25. Recherches sur les rapidités d'apparition des complémentaires successives et simultanées.

Cette étude, en cours d'exécution, permet de préciser numériquement l'hyperesthésie ou l'anesthésie provoquée par des juxtapositions de teintes.

26. L'éducation du sens de la lumière, de la couleur et de la forme ; planches de M. P. Signac.

Travail didactique et pratique avec de nombreux exemples à l'appui (54 planches).

En résumé, un exposé *systématique* de ces études, tel que je le conçois à cette heure, comprend les sujets suivants :

L'esthétique définie la science des conditions auxquelles doivent satisfaire les excitations pour augmenter ou diminuer la sensibilité. Comment il est possible de mesurer ces hyperesthésies ou anesthésies relatives par les variations des minima perceptibles, de la fraction différentielle, la rapidité des phénomènes consécutifs de contraste, l'accroissement ou la diminution des réflexes, etc., et de constituer une science fondée sur des nombres. Réfutation de l'objection sur le caractère contradictoire des résultats obtenus en présence d'une même variation d'excitation. Principe du renversement des réactions nerveuses suivant l'état pathologique. Étude des faits. Ce principe peut se déduire des lois du renversement des équilibres chimiques (Van 't Hoff). De ce principe ressort la nécessité de constituer une science rationnelle caractérisant le normal et déduisant de principes qui soient des faits d'expérience généralisés l'anesthésie ou l'hyperesthésie. Analogie de cette méthode avec celles de la mécanique rationelle et de la physique mathématique. Caractère de *convenance* des raisonnements et comment la convenance peut devenir *nécessité*.

Étude des principaux faits d'expression, d'intelligence, d'instinct, de mathématique inconsciente rigoureuse, d'évolution, d'associations d'idées servant à l'établissement des principes.

Importance des points dirigés dans un plan pour la représentation du caractère des phénomènes subjectifs. Expériences et raisonnements. Nécessité d'une représentation analogue de l'objectif. Expériences et enquêtes statistiques.

Comment des principes posés ressort la forme circulaire des plans de représentation et comment le problème des lois normales de la sensibilité se réduit à la détermination des convenances et des réactions motrices d'un être mathématique bien défini.

Représentation symbolique des faits psychiques élémentaires: sensation, idée, volonté. Étude critique des lois de Weber et de Fechner. Contraste, rythme, mesure.

Les contrastes successif et simultané. Association inséparable d'opérations mathématiques avec les actions de l'être considéré; opérations élémentaires, logarithmes, derivée, différentielle, intégrale.

Rythme et mesure. Rappel de la théorie des équations binômes. Scalaires et vecteurs. Caractère vectoriel des fonctions de rythme et de mesure.

Classification des sensations fondée sur les divers modes possibles d'expression des excitations de l'être considéré. Dynamogénie et inhibition. A. Sensations à type d'expression dynamogène : I. Variété des réactions sur place : α genre discontinu : sensations de pression et de son; β genre continu : sensations de lumière et de travail. II. Variété des réactions de translation : sensation de forme. III. Variété des réactions mixtes : pigments, odeurs et saveurs. B. Sensations à type d'expression inhibitoire : sensations de température et de temps.

Étude spéciale du contraste, du rythme et de la mesure dans les diverses sensations. On rappellerait rapidement chaque fois les principales propriétés physiques de l'excitant considéré, l'analyse anatomique des organes récepteurs et ce que l'on connaît des modifications chimiques corrélatives.

Sensations de pression et de travail. Étude de séries successives d'efforts maxima au dynamomètre. Expériences sur les variations de la fraction différentielle. Entraînement musculaire avec mes haltères dynamogènes.

Sensation auditive. Intervalles musicaux. Tempérament. Gammes. Limites des sons perceptibles. Gammes mélodique et harmonique. Analyse pratique de phrases mélodiques et harmoniques. Formules des accords. Le timbre.

Sensation de lumière. Lois de l'éclairage. Mon photoptomètre. Harmonies de lumière. Influence sur l'acuité visuelle. Lumières colorées. Mélanges, etc.

Sensation de forme. Illusions d'optique. Erreurs d'appréciation des angles et des droites suivant la situation. Applications de mon rapporteur esthétique. Mes échelles opsimétriques.

Sensation de pigment. Lois du contraste. Étude théorique et pratique de la complémentaire. Applications de mon cercle chromatique.

Odeurs. Étude des minima perceptibles avec mon olfactomètre. Influence de poids d'odeur gradués sur la respiration et sur l'effort musculaire. Comment par un grand nombre d'expériences sur des êtres normaux on déduirait de l'analogie des lois subjectives des sensations d'odeur et de pigment un nombre caractéristique de l'odorance, analogue à la « longueur d'onde ».

Saveurs. Théorie du saporomètre. Expériences.

Sensation de température. Théorie de mon thermomètre physiologique fondé sur le théorème de Carnot. Expériences.

Sensation de temps. Influence de la mesure sur l'acuité auditive et sur le sens du temps. Expériences avec mon métronome discontinu.

Méthodes d'analyse communes aux diverses sensations. Comment les successions esthétiques se caractérisent par des nombres appelés *indicateurs*.

Étude des unités naturelles fondamentales de l'être considéré : longueur, poids, temps. Métrologie des peuples primitifs.

La métrique naturelle du langage : possibilité d'appliquer la méthode à l'étude du langage décomposé par des enregistreurs convenables en ses éléments physiques. Les grands facteurs de la transformation phonétique.

Applications générales et desiderata.

II

PHYSIQUE

1. Méthode générale de détermination des densités de vapeurs des corps qui sont des mélanges ou des combinaisons instables.

On sait que dans ce cas les méthodes ordinaires, qui reposent toutes sur la vaporisation, sont inapplicables; décomposant les corps complexes, ces procédés ne donnent que la densité de vapeur du moins volatil des composants. La densité de vapeur étant liée au poids moléculaire, il était cependant de la plus haute importance, notamment pour la connaissance précise des composés odorants, d'avoir une méthode générale applicable à ces corps.

Graham a trouvé que les volumes des gaz qui s'écoulent à travers le graphite comprimé sous la même pression sont en raison inverse des racines carrées des densités. En appelant P, P_0 les poids diffusés dans l'unité de temps et par unité de surface, F, F_0 les pressions des gaz, δ, δ_0 leurs densités respectives, on peut mettre la loi de Graham sous la forme

$$\frac{P}{P_0} = \frac{\sqrt{\delta}}{\sqrt{\delta_0}} \frac{F}{F_0};$$

d'où, connaissant P, P_0, F, F_0, δ_0, on peut tirer

$$\delta = \left(\frac{P}{P_0} \frac{F_0}{F}\right)^2 \delta_0.$$

La question de savoir si cette loi s'applique aux vapeurs et dans quelle mesure restait indécise.

Grâce à la bienveillance de M. Alibert, l'explorateur des mines de graphite de Sibérie, j'ai pu avoir des plaques de graphite comprimé. Avec une balance enregistrante construite par MM. Richard frères pour M. Charles Richet, et que ce savant physiologiste a bien voulu mettre à ma disposition, avec un thermomètre, un baromètre et un hygromètre enregistreurs confiés par ces habiles constructeurs, j'ai pu vérifier la loi de Graham pour les vapeurs. Si on appelle F la tension maxima de la vapeur à la température moyenne de l'expérience et si on pose $\theta = \frac{P}{F}$, le quotient $\frac{\theta}{\sqrt{\delta}}$ doit être une constante, la même pour toutes les vapeurs.

Des expériences, reprises depuis dans des conditions plus rigoureuses, ont donné, en grammes, par heure et par surface de 172 millimètres carrés, les chiffres suivants pour $\frac{10^4\theta}{\sqrt{\delta}}$:

Éther	0,469	Sulfure de carbone.	0,462
Chloroforme	0,470	Benzine	0,480

Ces recherches, dont la durée et les applications sont illimitées, sont dirigées, depuis quelque temps déjà, en vue de la détermination de densités inconnues.

2. Recherches sur les pouvoirs absorbants des corps, en particulier des matières colorantes, pour les rayons violets et ultra-violets.

On sait que la phosphorescence, détruite par les rayons rouges, est excitée au contraire par les rayons les plus réfrangibles. J'interpose entre une source lumineuse définie et un écran recouvert d'une matière phosphorescente remarquable par sa fixité chimique comme le sulfure de zinc une lame mince, un volume de vapeur ou une solution titrée de la matière, et je transforme en un problème photométrique très simple la mesure du pouvoir absorbant de la substance en question pour les rayons chimiques. Des expériences ultérieures établiront sans doute une liaison utile entre ce pouvoir absorbant, l'altérabilité des substances à la lumière, et leurs caractères physico-chimiques et physiologiques.

III

HISTOIRE DES SCIENCES ET ÉRUDITION

1. Sur l'origine de la convention dite de Descartes. (*Revue archéologique*, avril 1878; 9 pages.)

Il s'agit de la convention d'après laquelle les termes d'une équation qui ne diffèrent que par les signes + et − expriment des propriétés analogues de figures ne différant que par la transposition des parties correspondantes. Il est clair que la convention suivante: « Des longueurs portées, par exemple, de gauche à droite, sur une ligne s'ajoutent, tandis que, portées de droite à gauche, elles se retranchent, » est analogue à celle d'après laquelle on admet qu'à gauche du signe V (= cinq) les quantités se retranchent (exemple IV = quatre) tandis qu'à droite du même signe, elles s'ajoutent (exemple VI = six). J'appelle *valeur de situation* cette valeur additive ou soustractive des barres suivant leur position et j'en recherche les traces dans les systèmes de numération des anciens peuples. On ne trouve la valeur de situation ni chez les Grecs, ni chez les Phéniciens, ni chez les Chinois; ce sont les Étrusques et les anciens Latins qui paraissent seuls l'avoir connue. La valeur de situation ne semble pas s'être généralisée après l'ère chrétienne, au contraire, et on la rencontre rarement dans les manuscrits antérieurs au XVIe siècle.

Ce travail a été signalé à l'Académie des Sciences par M. Joseph Bertrand (*Comptes rendus*, séance du 6 septembre 1880).

2. Sur une première rédaction du traité de la connaissance de Dieu et de soi-même de Bossuet. (*Archives de Herrig*, Brunswick, 1878, tome X, 2e fasc. 18 pages.)

Ce travail présente un grand nombre de variantes grammaticales et logiques d'après un manuscrit découvert au milieu de manuscrits mathématiques à la Bibliothèque Mazarine (n° 2504 in-quarto). Quelquefois d'incontestables beautés ont disparu dans la rédaction définitive. M. Ch. Lévêque a signalé ce travail à l'Académie des Sciences morales et politiques (*Séances et Travaux*, 1880, 2e semestre, p. 687) dans les termes suivants :

« Il est bien à souhaiter que quelque imprimeur français consente à en donner une édition. J'ai cru devoir signaler cette découverte de M. Ch. Henry parce qu'elle se rattache aux lettres inédites contenues dans le travail que je présente à l'Académie et parce qu'elle fait apprécier le genre de services que M. Ch. Henry rend à l'histoire de la littérature et de la philosophie françaises. »

3. Sur l'origine de quelques notations mathématiques. (*Revue archéologique*, juin et juillet 1879, 20 pages.)

Ce travail traite de l'origine des chiffres et des signes mathématiques usuels. Je rapproche dans une planche de vingt lignes : 1° les caractères que Wœpcke a considérés à tort comme des chiffres et des initiales de numératifs sanscrits, datant du deuxième siècle de l'ère chrétienne ; 2° les principaux spécimens manuscrits des chiffres employés par le moyen-âge ; 3° une liste des sigles contemporains de noms de nombres en cursive ; et je crois pouvoir conclure que les chiffres du moyen âge et par conséquent nos chiffres dits arabes ne sont que les sigles des noms de nombres correspondants, c'est-à-dire que le 2 est un *d* sigle de *duo*, le 3, un *t* sigle de *tres*, le 4, un *q*, sigle de *quatuor*, etc.

Je cherche à préciser les auteurs qui ont employé pour la première fois les signes +, −, ×, :, $\sqrt{}$, ∞, >, <, =, ÷, $\div\!\!\!\cdot$, et j'établis que l'origine de la plupart de ces notations ne saurait être attribuée à une création individuelle ; elles seraient, ainsi que les notations qui les ont précédées, de simples abréviations de leurs significations verbales, ou une extension de notations vulgaires. Le signe ⩚, qui dans Diophante indique la soustraction, est l'abréviation du mot λεπτόν, *diminué de*. Dans les papyrus la soustraction est indiquée par un) et l'addition par le symbole /. Je vois dans le crochet l'esprit doux (ψιλὴ προσῳδία), le signe qui, diminuant (ψιλῶν) l'aspiration des lettres, marqua par analogie l'amoindrissement du nombre. L'oblique indicatrice de l'addition est vraisemblablement l'ὀϐελός des grammairiens qui servait à indiquer les *additions* dans les manuscrits ; le θ avec deux barres transversales des manuscrits d'Archimède, qui marque le produit total de la multiplication, n'est que le sigle du mot θέσις dont je montre la synonymie fréquente avec le mot σύνθεσις, etc. De même le signe + n'est que l'abréviation des mots *in*, *intra*, etc., qui sont synonymes du mot *plus*. Le signe −, avant d'indiquer des soustractions numériques, était usité pour marquer la soustraction à un mot d'un nombre variable de lettres. Le signe × est évidemment le chiffre romain *dix* ; or, du douzième au quinzième siècle, *abacus* et *décuplation* sont synonymes. Le signe de la division était employé pour indiquer la suppression de deux ou plusieurs lettres à la fin de certains mots. Le signe $\sqrt{}$ n'est qu'une *r*, sigle du mot *res*, qui signifiait la racine. Le signe ∞ signifiait *mille* chez les Romains. Prouhet a conjecturé que ce signe a été employé pour exprimer l'infini, parce que ce mot « se dit quelquefois par emphase pour un nombre très considérable ». J'indique les nombres qui ont été employés par les principaux peuples dans un sens indéterminé. Les points de vue exposés dans la première partie de cette notice permettent d'interpréter ces choix et en général la métrologie des peuples primitifs qui *a priori* ne peut que se confondre en bien des points avec la métrologie naturelle de mon être normal. Le signe = est dans les manuscrits l'abrévation de *est*. Les Grecs possédaient dans un cas particulier la notation exponentielle : ils appelaient, comme nous, seconde, tierce et quarte les puissances deuxième, troisième, quatrième de $\frac{1}{60}$, employant des barres au lieu de nos accents. A ce propos il est curieux d'observer que la notation des degrés vient indirectement de la Grèce : le mot μοῖραι s'abrégeait ainsi $\overset{\circ}{M}$ et l'omicron suscrit de ce sigle a été seul conservé.

Quoique, pour les droitiers, il soit plus commode de tracer des cercles de gauche à droite en haut, on convient au début de la trigonométrie de regarder comme l'origine des arcs un point situé à droite sur le diamètre horizontal et de considérer ceux-ci comme engendrés par le mouvement d'un point mobile de droite à gauche en haut. Je trouve l'explication de cette singularité dans la confusion primitive et longtemps persistante de la trigonométrie et de l'astronomie ; le grand cercle de l'écliptique ne pouvait figurer le mouvement du Soleil qu'à la condition d'être décrit dans le sens de nos arcs positifs.

Ce travail a été présenté à l'Académie des Inscriptions par M. Barbier de Meynard (*Comptes rendus des séances de l'année 1879*, p. 489) dans la séance du 28 novembre et signalé à l'Académie des Sciences par M. Joseph Bertrand (*Comptes rendus*, séance du 6 septembre 1880). Il a été résumé par M. Maximilien Marie au tome V de son *Histoire des Sciences mathématiques et physiques* (p. 132–140).

4. Opusculum de multiplicatione et divisione sexagesimalibus Diophanto vel Pappo attribuendum primo editum. Halis Saxoniæ, H. W. Schmidt, 1879, in-8°, 18 pages.

Ce travail a été résumé ainsi à l'Académie des Inscriptions dans la séance du 11 juillet 1879 par M. Georges Perrot (*Comptes rendus des séances*, p. 244) :

« M. Henry qui a déjà donné à la *Revue archéologique* plusieurs articles intéressants sur l'histoire des mathématiques et des signes qu'elles emploient, vient de publier à Halle un fragment inédit d'un mathématicien grec, qu'il a tiré d'un manuscrit de la bibliothèque de Paris. Signalé déjà par Hultsch, qui l'avait rencontré dans un manuscrit du Vatican, ce fragment a pour sujet la multiplication et la division sexagésimales. Dans une courte notice écrite en latin, M. Henry examine les raisons que l'on a d'attribuer cette brochure soit à Diophante soit à Pappus. »

5. Sur une valeur approchée de $\sqrt{2}$ et sur deux approximations de $\sqrt{3}$. (*Bulletin des sciences mathématiques*, 1879, 5 pages.)

« Les valeurs dont il s'agit

$$\sqrt{2} = 1 + \frac{1}{3} + \frac{1}{3.4} + \frac{1}{3.4.34};$$

$$\frac{1351}{780} > \sqrt{3} > \frac{265}{153}$$

sont empruntées, la première aux *Préceptes du cordeau* de Baudhâyana, les secondes au traité de la *Mesure du cercle* d'Archimède. L'auteur démontre qu'on obtient très rapidement ces exemples numériques en leur appliquant avec de légères modifications un procédé récent, reposant sur l'emploi des moyennes arithmétique et harmonique pour obtenir la moyenne géométrique qui n'est autre chose que la racine carrée du nombre decomposé en facteurs. M. Henry, pour prouver que ce procédé est bien dans l'esprit de l'antiquité, le retrouve par une construction géométrique qu'il complète ensuite par une démonstration arithmétique. Réciproquement il tire de ce procédé la méthode d'interpolation des parties proportionnelles appliquée par Hipparque. Le travail se termine par la comparaison de ce procédé à la fois antique et nouveau avec les méthodes des fractions continues, de Newton, etc. »

(*Revue archéologique*, juillet 1880, p. 56.)

On trouve un résumé de ces résultats dans le mémoire du Dr Sig. Günther, professeur à l'École polytechnique de Munich : *Sur la dépendance entre certaines méthodes d'extraction de la racine carrée et l'algorithme des fractions continues.* (*Mémoires de la Société des sciences physiques et naturelles de Bordeaux*, tome V, 2e série, 1er cahier.)

6. Un érudit homme du monde, homme d'Église, homme de cour. Lettres inédites de Madame de Lafayette, de Bossuet, de Fléchier, de Fénelon etc. à Huet. Paris, Hachette, 1879, 138 pages in-8°.

Ce livre a été présenté à l'Académie des Sciences morales par M. Charles Lévêque, qui s'exprime ainsi (*Séances et travaux de l'Académie des Sciences morales et politiques*, 1880, 2e semestre, page 685) :

« La correspondance à laquelle M. Charles Henry a emprunté les lettres qui composent ce curieux volume n'est pas inconnue. M. Libri en avait fait l'acquisition le 8 février 1842. Quelques années après, elle passa dans le cabinet de Lord Ashburnham, où elle est aujourd'hui cachée et inaccessible. Par bonheur, une copie presque complète en avait été faite par M. Lechaudé d'Anisy. Après sa mort, cette copie fut acquise par la bibliothèque nationale. C'est d'après ce texte que divers auteurs, MM. Floquet, Pierre Clément, Boutron et Rathery, Trochon ont cité d'intéressantes lettres.

« M. Ch. Henry a pensé que parmi celles qui étaient restées inédites il était utile d'en choisir et d'en publier un certain nombre qui, au moyen des relations de Huet, jettent un jour nouveau sur les multiples aspects du caractère et de la physionomie du savant évêque. Dans le choix qu'il a fait le jeune érudit a eu plusieurs fois la main heureuse. Quelques-unes des lettres de Mme de Lafayette à Huet sont spirituelles et charmantes. On regrette de n'avoir pas en regard les lettres auxquelles elles répondaient. . .

« M. Ch. Henry a placé à la fin du volume un appendice très utile. C'est un catalogue de toutes les lettres adressées à Huet, tant de celles qui ont été publiées que de celles qui restent inédites, avec un court résumé de ce qu'elles contiennent. Ces résumés fournissent des indications qui soulèvent des questions tantôt sérieuses, tantôt piquantes, ou qui, tout au moins, révèlent des opinions et des circonstances curieuses. . . »

7. HUYGENS ET ROBERVAL, DOCUMENTS NOUVEAUX. Leyde, E. J. Brill éditeur, 1879; 44 pages in-4.°

Cette publication a été présentée à l'Académie royale dei Lincei par M. Gilbert Govi (séance du 4 avril 1880). A propos de l'application du pendule à la régularisation du mouvement des horloges le savant physicien s'exprime ainsi:

« . . . . La pietà del Viviani e l'amor proprio del granduca Ferdinando di Toscana e del principe Leopoldo vollero contendergli questa invenzione, rivendicandola a Galileo, ma l'Huygens rispose allora giustamente e risponde pure in uno dei documenti pubblicati dal Sig. Henry (page 27): « Quoique. . . . . Galilée ait eu la même pensée que moi touchant l'usage du pendule, *cela est plutôt à mon avantage qu'autrement, parce que j'ai effectué ce dont il n' a pas su venir à bout,* et que je n'ai pourtant eu ni de lui ni de personne au monde aucun indice ni acheminement à cette invention. Si jamais on trouve le contraire, que l'on me tienne pour plagiaire, larron et tout ce qu'on voudra. »

« L'Huygens d'altronde scovrì pel primo la legge vera delle oscillazioni pendolari di qualunque ampiezza, e quella delle oscillazioni per archi cicloidali, trovò il centro d'oscillazione diverso da quello di gravità e mostrò che le reciprocazioni del pendolo sono funzione (quanto alla loro durata) della accelerazione dei gravi cadenti, il cui valore può esserne facilmente dedotto. Egli assegnò inoltre le leggi delle forze centrali (centrifuga e centripeta) presentita dal Borelli, ma non formulata nè da esso, nè da altri.

« In una ricerca di minore importanza s'incontrò l'Huygens non più col Galilei, ma col Torricelli. Una lettera del padre Mersenne pubblicata dall' Henry, ce lo mostra infatti intento a provare che l'opinione di coloro i quali pretendevano che gli spazi percorsi dai corpi cadenti nelle unità successive del tempo stavano fra loro come i numeri: 1, 2, 3, 4 ecc. era *absurde et contradictoire à soi-même, c'est la progression arithmétique des nombres* 1, 3, 5, 7 *etc. qui y est propre* (page 13).

« Ora, in una lettera al padre Renieri scritta intorno ai primi d'agosto del 1647 e pubblicata dal Ghinassi (*Lettere fin qui inedite . . . di Evangelista Torricelli*, Faenza, 1864, in 8°), Evangelista Torricelli rifà presso a poco il ragionamento dell' Huygens per dimostrare la medesima legge. Risulta ancora dalla stessa lettera dell' Huygens al Mersenne come egli avesse *dimostrato* non essere parabolica la curva d'una corda pesante o d'una catena sospesa a due punti fissi, mentre era parsa tale a Galileo, che però aveva appena sfiorato codesto argomento.

« Quanto al Roberval che disputò al Torricelli l'invenzione di parecchi teoremi relativi alla cicloide, il Sig. Henry pubblica una lettera di lui all'astronomo Hevelius, che lo rivela intento alle osservazioni astronomiche, alla ricerca delle somme delle potenze simili dei numeri, di cui il Fermat e il Pascal s'eran pure occupati, alla restituzione dei luoghi piani d'Apollonio, allo studio dei coni e dei cilindri isoperimetri e alla compilazione di un trattato di meccanica.

« Gli studiosi della storia delle matematiche e della fisica saranno certamente grati al sig. Henry

6

di questa sua nuova pubblicazione che, aggiunta a varie altre dello stesso scrittore intorno al Fermat, al Descartes, al Bachet, al Malebranche, a Pappo e a Diofanto, accresce i dati storici delle scienze esatte, e ne porge modo di meglio conoscere la vera via percorsa dallo spirito umano della investigazione delle verità naturali. »

« Herr Henry, der aus den Schätzen der Pariser Buchersammlungen schon manches für die Geschichte der mathematischen Wissenschaften bedeutsame Dokument hervorgezogen hat, bietet uns hier einige allerdings sehr merkwürdige Briefe der grossen Geometer Huygens und Roberval dar, zusammen mit einem kurzen Commentar . . . . »

S. GÜNTHER.

(*Vierteljahrsschrift der astronomischen Gesellschaft*, 15 Jahrgang, 4. Heft.)

Ce mémoire a été cité et utilisé par les éditeurs de la grande édition des *Oeuvres complètes de Huygens* publiées sous les auspices de la Société hollandaise des sciences.

8. LES MANUSCRITS DE SOPHIE GERMAIN ET LEUR RÉCENT ÉDITEUR. (*Revue philosophique*, 4e année, VIII, 1879, p. 619-641.)

Critique de l'édition de M. Stupuy. Étude des premières rédactions du texte des *Considérations générales.* Publication de lettres inédites de Delambre, de Joseph Fourier, de Sophie Germain, de Lagrange, de Lalande, de Libri, etc. Indication de sources nouvelles.

Ce travail a été utilisé par M. de Courcel dans son édition du *Mémoire sur l'emploi de l'épaisseur dans la Théorie des Surfaces élastiques* de Sophie Germain (*Journal des math. pures et appl.* 3e série, t. VI, 1880) et par M. Lud. Lalanne pour les *Oeuvres de Lagrange.*

9. RECHERCHES SUR LES MANUSCRITS DE PIERRE DE FERMAT SUIVIES DE FRAGMENTS INÉDITS DE BACHET ET DE MALEBRANCHE. (*Bullettino di bibliografia e di storia delle Scienze matematiche e fisiche*, tome XII, juillet, août, septembre, octobre 1879, 216 pages in-4.° – Supplément de 33 pages en juillet 1880.)

On lit sur ce travail dans les *Comptes rendus des séances de l'Académie des sciences* le rapport suivant de Michel Chasles :

« Après avoir donné, d'après des documents imprimés et inédits, une idée neuve du caractère de Fermat, M. Henry attribue des dates à ses principaux théorèmes, et expose les raisons qui prouvent que l'illustre géomètre n'a pas redigé ses démonstrations. A propos du théorème des nombres polygones, il remarque que ce théorème a été attribué par Descartes à un M. de Sainte-Croix (André Jumeau, prieur de Sainte-Croix). Il retrouve à la bibliothèque nationale la plupart des pièces découvertes en 1839 par M. Libri. Il extrait des lettres inédites de Jacques Ozanam des fragments arithmétiques qu'Ozanam dit avoir tirés des manuscrits de Fermat. Enfin il annonce deux pièces de Fermat de la plus haute importance ; ces écrits, dont l'un est consacré au célèbre problème d'Adrien Romain, et dont l'autre est intitulé *Relation des nouvelles découvertes en la Science des nombres*, portent à vingt et un les documents nouveaux de Fermat et à une cinquantaine les pièces inédites qui figureraient utilement dans une nouvelle édition de ses œuvres (1).

« La livraison d'août contient les neuf premiers Chapitres de la seconde partie *des Recherches* de M. C. Henry *sur les manuscrits de Fermat*. Cette partie est consacrée à la publication de documents nouveaux et à l'éclaircissement de divers points particuliers. On remarque dans ce cahier: 1° quelques renseignements sur un ami de Fermat, Jean Despagnet; 2° trois lettres de Fermat à Séguier, dont la seconde écrite le 18 août 1648, est suivie d'un mémoire sur le moyen de rétablir les finances; 3° une lettre de Huet à Fermat et à son fils sur de savantes conjectures philologiques; 4° une lettre de Fermat à Huet; 5° deux lettres de Fermat à Huygens, dont la seconde, *suivie d'une poésie latine* de Fermat, nous révèle un singulier détail; 6° la publication in extenso d'une lettre de Pascal, qui, éditée partiellement dans un mémoire de Van Swinden en 1817, *était restée inconnue* à tous les éditeurs; 7° un Catalogue des extraits de divers écrits mathématiques, dont un grand nombre sont des autographes de Malebranche et plusieurs autres attribués à lui par les catalogues inédits et imprimés à la Bibliothèque nationale; 8° une lettre inédite de Pascal « à M. Huguens à la Haye »; 9° enfin, un essai de démonstration par Malebranche du théorème $x^n + y^n \gtreqless z^n$, n étant > 2.

« Le *Bullettino* de septembre contient la continuation des recherches de M. C. Henry. Ce sont des fragments d'un manuscrit inédit de Bachet de Méziriac, puis des théorèmes de Malebranche sur les carrés, extraits de manuscrits de la Bibliothèque nationale (2).

« Après avoir donné, dans le précédent cahier, des essais de démonstration par Malebranche des deux théorèmes suivants, énoncés par Fermat: « *Si un nombre est composé de deux carrés premiers entre eux, il n'est pas divisible par un nombre premier de la forme* 4 n — 1; *Tout nombre divisible par* 3 *et non par* 9 *n'est jamais une somme de deux carrés entiers ou fractionnaires,* » M. Henry consacre, dans le numéro d'octobre, quelques pages à un médecin nommé Claude Martin, grand amateur de mathématiques et ami de Fermat, mentionne plusieurs ouvrages disparus de Frénicle de Bessy, dont l'un consacré à des problèmes de Fermat, édite l'énoncé d'un problème arithmétique de Frénicle, une solution par Wallis de ce problème et des remarques de l'auteur du problème sur la solution de Wallis. Se trouvent ensuite un essai de résolution, par Malebranche, de l'équation $Ax^2 + 1 = y^2$; l'extrait d'une lettre de Fermat à Carcavi sur la comparaison de la spirale avec la parabole; l'énoncé d'un théorème de Fermat sur une curieuse propriété du nombre 7; une lettre de Fermat à Mersenne; une lettre, très probablement de Fermat à Kenelm Digby, sur les solutions anglaises de certains problèmes proposés par le géomètre toulousain; trois pièces sur la méthode *De maximis et minimis*; un fragment de Descartes sur les parties aliquotes; un fragment de Fermat sur le même sujet, dans lequel se trouve un remarquable procédé pour reconnaître si un grand nombre est premier, un fragment de Fermat sur les nombres premiers. On remarque ensuite une lettre de Fermat à Carcavi; un problème de géométrie adressé à Mersenne; une lettre sans adresse, non signée et non datée, que M. Henry prouve avoir été écrite à Carcavi, en 1656, par Fermat; une notice sur de curieuses annotations à Diophante, que M. Henry a pu attribuer à Alexandre Anderson; des renseignements nouveaux sur un ami de Fermat, Nicolas Thoynard; enfin deux pièces d'un grand intérêt: un mémoire adressé à Huygens sur le problème d'Adrien Romain, ainsi qu'une relation des nouvelles découvertes en la science des nombres. Dans ce dernier morceau, qui est en quelque sorte le testament scientifique de Fermat, l'auteur énumère les principales applications d'une méthode devenue célèbre dans la théorie des nombres, et qu'il appelle « des-

(1) *Comptes rendus*, tome LXXXIX, 1879, page 912.

(2) *Comptes rendus*, tome XC, 1880, page 326.

cente infinie ou indéfinie ». A l'exception de la lettre à Digby, qui fut imprimée en fort petit nombre, toutes ces pièces sont inédites » (1).

D'autres appréciations très favorables de ce travail ont paru dans la *Revue philosophique* de M. Ribot, la *Revue critique*, le *Polybiblion*, le *Literarisches Centralblatt*, etc.

M. Genocchi a fait observer (*Rivista scientifico-industriale*, 30 sept. 1883, p. 150), au sujet de cette méthode de la descente, qu'elle n'a jamais été appliquée par les géomètres à la démonstration des propositions affirmatives de Fermat : « E però non possiamo senza meraviglia leggere nel manoscritto della Biblioteca Leidense ch' egli ricorse a quell' artifizio per dimostrare ad esempio che ogni numero primo $4n+1$ è composto di due quadrati. » La restitution d'une généralisation de ces procédés serait très remarquée.

Entre autres travaux, ce mémoire a provoqué encore deux écrits importants du Père Pépin. Le premier est la solution d'un problème de Frénicle sur deux triangles rectangles énoncé ainsi : « Invenire duo triangula rectangula in numeris ita constituta ut laterum circa angulum rectum differentia sit in utroque eadem ; et quod in altero est majus duorum laterum circa angulum rectum sit in reliquo hypothenusa. » Ce problème revient évidemment à celui de résoudre en nombres entiers le système des trois équations

$$1°)\quad x^2+y^2=z^2,$$
$$2°)\quad u^2+v^2=x^2,$$
$$3°)\quad u-v=x-y,$$

en y joignant la condition $x>y$. (2)

Le second est consacré à ce théorème énoncé par Fermat : « Il n'y a aucun nombre que le seul 7 qui, étant le double d'un carré -1, soit la racine d'un carré de la même nature : 7 est double du carré 4 moins 1, c'est-à-dire égal à $8-1$, et son carré 49 est le double du carré 25, c'est-à-dire 50 moins 1. » Le P. Pépin démontre dans ce travail que, s'il existe quelque nombre qui puisse mettre en défaut ce théorème, ce nombre est supérieur à l'unité suivie de 3848 chiffres (3). Le savant géomètre avait réduit la question à la résolution du système des deux équations

---

(1) *Comptes rendus*, tome XC, 1880, page 632.

(2) *Solution d'un problème de Frénicle sur deux triangles rectangles* par le P. Pépin. Extrait des *Atti dell'Accademia Pontificia de' Nuovi Lincei*, tomo XXXIII, anno XXXIII, sessione V[a] del 18 aprile 1880.

(3) *Sur un théorème de Fermat*. Extrait des *Atti dell' Accademia Pontificia de' Nuovi Lincei*, tomo XXXVI, anno XXXVI, sessione II[a] del 28 Gennaio 1883.

$$m^4 - 2n^4 = 1\,, \quad \alpha^2 = m^4 - 2m^2n^2 + 2n^4 = n^4 + (m^2 - n^2)^2.$$

Or M. Genocchi fit observer que la première est impossible en nombres entiers différents de l'unité, car Euler a démontré que la somme de deux carrés inégaux ne peut être le double d'un carré (1). Le théorème de Fermat s'est ainsi trouvé démontré.

10. Sur divers points de la théorie des nombres, remarques historiques. (*Association française pour l'avancement des Sciences*, Congrès de Reims, 1880, 7 pages.)

Fermat, en déclarant exacte la méthode proposée par Wallis et par Brounker pour résoudre l'équation de Pell $y^2 = Ax^2 + 1$, s'était trompé, comme l'a fait observer Lagrange. Je démontre, d'après un manuscrit, que Fermat a reconnu lui-même plus tard le caractère particulier des solutions des géomètres anglais et qu'il a trouvé une méthode générale de résolution.

Montferrier a publié dans la *Correspondance mathématique* de Quetelet (tome V, p. 94) une méthode de décomposition des nombres en facteurs premiers. Cette méthode très élégante, qu'il a reproduite sans aucune mention d'origine dans son *Dictionnaire des mathématiques*, repose sur le théorème suivant : *Si un nombre impair est premier, il est, et d'une seule manière, la différence de deux carrés entiers.* Je démontre que cette méthode appartient à Fermat, et j'en présente un exposé général.

On connaît les remarquables applications de la formule de décomposition donnée par M. Le Lasseur :

$$2^{4i+2} + 1 = (2^{2i+1} + 2^{i+1} + 1)\ (2^{2i+1} - 2^{i+1} + 1).$$

Je trouve dans une remarque inédite de Sophie Germain (manuscrit fr. 9118 de la Bibliothèque nationale) le germe de cette identité : « Aucun nombre de la forme $p^4 + 4$, excepté 5, n'est un nombre premier, car $p^4 + 4 = (p^2 - 2)^2 + 4p^2$ et par conséquent ces nombres sont de plusieurs manières la somme de deux carrés. Pour 5, les deux nombres sont identiques. » Je montre ensuite comment Nicolas de Beguelin, dans un *Essai sur un algorithme déduit du principe de raison suffisante* (1772), a été conduit par la considération de la suite des exposants des puissances du nombre 2 et l'expression des nombres dans ce système à des formules identiques à celles de M. Le Lasseur.

11. Le Taquin. (*Gazette anecdotique*, 15 août 1880, 6 pages.)

Exposé des solutions de ce problème : « *Ayant placé au hasard sur* 15 *des* 16 *cases d'un carré des pions numérotés de* 1 *à* 15, *en sorte qu'il reste une*

---

(1) *Brano di lettera del Sig. Prof. Ang. Genocchi diretta a D. B. Boncompagni in data di* « *Torino* 14 *marzo* 1883 ». (*Bullettino*, tomo XVI, 1883, p. 211.)

case vide, chercher, en profitant de cette case vide, à disposer les pions dans leur ordre numérique naturel. »

12. Prologus N. Ocreati in Helceph ad Adelardum Batensem magistrum suum. Fragment sur la multiplication et la division publié pour la première fois. (*Supplement zur historisch-literarischen Abtheilung der Zeitschrift für Mathematik und Physik,* 1880. 8 pages.)

Cet écrit a le prix d'être le seul extrait qu'on possède d'un traité arabe sur la multiplication et la division ; en considérant une sorte de multiplication complémentaire comme une application d'une règle de Nicomaque (évidente sous la forme algébrique) « $a^2 = (a - b)(a + b) + b^2$ », l'auteur fait un rapprochement du plus haut intérêt historique. M. Maurice Cantor a analysé ce travail dans ses *Vorlesungen zur Geschichte der Mathematik*, tome I, p. 777.

13. Généralisation d'un théorème d'arithmétique. (*Nouvelles Annales de mathématiques*, 1880, 2 pages.)

Il s'agit de théorèmes sur la décomposition de carrés en nombres triangulaires premiers entre eux qu'on peut obtenir facilement au moyen d'une identité.

14. Lettre au Rédacteur du Bulletin des sciences mathématiques. (*Bulletin des sciences mathématiques*, 1880, 5 pages.)

Indication de quelques erreurs dans les *Tables* de Lambert et d'un passage des *Éléments de mathématiques* de Prestet à propos d'articles publiés dans ce recueil.

15. Notes sur divers points d'histoire des mathématiques grecques. (*Annales de la Faculté des lettres de Bordeaux*, 1880, 5 pages.)

Certains livres de l'*Arithmétique* de Diophante étant dédoublés dans certains manuscrits et le traité des nombres polygones étant compté au nombre de ces livres, je conjecture que dans le principe chacun des livres a pu être dédoublé, de sorte que l'on posséderait bien véritablement les treize livres promis par l'auteur dans sa préface ; en tout cas je démontre que, la division actuelle des matières pouvant être différente de celle de Diophante, la lacune, si elle existe, ne saurait être évaluée.

Viète cite, à propos de l'impossibilité de concevoir comment les quantités hétérogènes sont affectées entre elles, un certain Adraste, inconnu des commentateurs. Je suppose, d'après un passage de Mamert Claudien, qu'il s'agit d'Adraste d'Aphrodisias, péripatéticien et géomètre distingué qui vivait probablement entre Néron et Antonin.

16. Mémoires inédits de Charles Nicolas Cochin sur le Comte de Caylus, Bouchardon, les Slodtz, publiés d'après le manuscrit autographe avec introduction, notes et appendice. Paris, Baur, 1880, grand in-8 de 198 pages.

Anecdotes sur le Comte de Caylus. Remarques. Anecdotes sur Bouchardon.

Remarques. Anecdotes sur René Michel Slodtz. Remarques. Anecdotes sur Sébastien Antoine Slodtz et Paul Ambroise Slodtz. Remarques. Appendice. Testament de Cochin. Catalogues de manuscrits du Comte de Caylus. Lettres de Pigalle et de sa veuve. Lettre de Bouchardon. Testament de Slodtz. Table alphabétique.

Ce livre, édité sous les auspices de la Société de l'art français, a été présenté à l'Académie des Inscriptions par M. Charles Nisard (*Comptes rendus des séances de l'année 1881*, page 132). Il a été l'objet de plusieurs comptes rendus développés, en particulier d'une analyse du regretté C. Defrémery (*Revue critique*, seizième année, tome XIII, 1882, p. 36). Ce savant académicien écrit au sujet du manuscrit de Cochin :

« On put craindre assez longtemps qu'il ne fût perdu ou tout au moins égaré dans quelque recoin de notre grand dépôt national, où son existence avait été constatée, dès l'année 1795, dans un article du *Magasin encyclopédique*, qui en exagérait beaucoup l'étendue, en lui donnant cinq cent pages, au lieu de cent cinquante six pages auxquelles il se borne en réalité. Il n'est pas hors de propos de remarquer, en passant, que cette erreur a été reproduite, comme tant d'autres, dans la *Biographie universelle*. MM. de Goncourt avaient constaté que les Catalogues de la bibliothèque impériale ne contenaient nulle trace de ce manuscrit, et les recherches qu'avait bien voulu en faire, sur leurs indications, M. Émile Mabille, dans le fonds français, n'avaient abouti à aucun résultat. Mais un érudit déjà connu par la découverte et la mise au jour de divers documents curieux, M. C. Henry, sous-bibliothécaire de la Sorbonne, a dû à une publication toute récente de M. Léopold Delisle d'être mis sur la bonne voie, et il s'est empressé de livrer à la publicité le curieux écrit du secrétaire perpétuel de l'Académie royale de peinture et sculpture. »

17. CONSIDÉRATIONS SUR QUELQUES FORMULES INTÉGRALES DONT LES VALEURS PEUVENT ÊTRE EXPRIMÉES EN CERTAINS CAS PAR LA QUADRATURE DU CERCLE. *Mémoire de Léonard Euler publié conformément au manuscrit autographe.* (*Bulletin des sciences mathématiques*, 2e série, tome IV, 1880, 52 pages.)

C'est le mémoire auquel Lacroix a emprunté, entre autres théorèmes importants qui sont devenus classiques, la formule suivante :

$$\int dx\left(l\frac{1}{x}\right)^{\frac{1}{n}}\int dx\left(l\frac{1}{x}\right)^{\frac{2}{n}}\cdots\int dx\left(l\frac{1}{x}\right)^{\frac{n-1}{n}}=\frac{1\cdot 2\ldots(n-1)}{n^{n-1}}\sqrt{\frac{2^{n-1}\pi^{n-1}}{n}}.$$

On y trouve ces belles sommations, auxquelles aucune route directe ne pouvait conduire le célèbre géomètre :

$$\int\frac{dx}{x}l\frac{1}{1-x}=\frac{\pi^2}{6},$$

$$\int\frac{dx}{x}\int\frac{dx}{x}\int\frac{dx}{x}l\frac{1}{1-x}=\frac{\pi^4}{90},$$

etc., etc. Cet écrit d'Euler était resté inconnu en France.

18. Galilée, Torricelli, Cavalieri, Castelli. Documents nouveaux tirés des Bibliothèques de Paris. (*Extrait des Actes de l'Académie royale dei Lincei, classe des Sciences morales* [volume V, séance du 20 juin 1880]. Rome, 1880, 20 pages.)

« Ce travail, sur lequel on peut lire dans les *Actes* de la même Académie un remarquable rapport de M. Gilbert Govi, est une consciencieuse promenade dans les Bibliothèques de Paris. L'auteur en a rapporté d'abord des variantes plus ou moins intéressantes à des documents déjà publiés : par exemple, les lettres de Galilée à Boulliau du 1er janvier 1638 et du 30 décembre 1639, le *Traité de mécanique*, dont la date est maintenant fixée aux mois de février-mars 1623, la lettre au Cardinal Orsino sur le flux et le reflux de la mer, la réponse au problème de Pierre Bardi. Quelques-unes de ces variantes sont curieuses et devront remplacer dans la prochaine édition de Galilée les lectures empruntées à des copies plus infidèles. M. Henry a trouvé ensuite un assez grand nombre de documents inédits, qu'il publie quand ces documents sont remarquables, ou qu'il analyse, lorsqu'ils sont moins importants. Signalons comme particulièrement heureuse la découverte d'un éloquent fragment d'une lettre de Galilée à Élie Diodati dont Viviani, par crainte de l'inquisition, n'avait osé publier que quelques lignes. « Il faut, dit le grand homme, que les amis absents se contentent de ces généralités, parce que les particularités, qui sont très nombreuses, dépassent trop les bornes d'une lettre. Soyez content, tranquillisez-vous et consolez-vous à la pensée que je puis encore être en état de mettre au net mes autres travaux et de les publier. » Vient ensuite une lettre également inédite, magnifique de résignation, de reconnaissance et de clairvoyance, adressée par Galilée à son ami Peiresc. Le troisième document est une relation de miracle adressée à Galilée et à un Père François, que M. Henry montre bien être le Père Famiano Michelini. Le quatrième est une liste d'objections adressées par l'Académie de Paris aux familiers de Galilée et à ses amis les Lynx, concernant les *Dialogues sur deux sciences nouvelles*. Le cinquième est une lettre inédite de Torricelli, dans laquelle, entre autres choses, on trouve exprimés des doutes sur une proposition numérique de Fermat, reconnue fausse par Euler. Le sixième est une lettre de Castelli, le célèbre hydraulicien, sur une proposition géostatique qui a fait grand bruit dans le monde mathématique au XVIIe siècle. Le septième est une lettre moitié folle, moitié mystique du même géomètre adressée à Dino Peri pour le consoler de la mort de son père. Les huitième et neuvième pièces, qui proviennent de la même source, se rapportent à des sujets tout spéciaux, à des alluvions du Tibre et aux débordements du lac de Bientina. En terminant, M. Henry émet l' idée que « des recherches et des collations dans les grandes bibliothèques de l'Europe ne manqueraient pas d'aboutir à quelques glanes heureuses »; il signale à l'appui de son assertion, d'après un savant hollandais, M. Baudet, dans les Archives de la Haye, l'original d'une lettre de Galilée qui diffère sensiblement de l'édition imprimée [1]. Espérons que, grâce à plusieurs monographies comme celle que nous venons d'analyser, nous posséderons bientôt un Galilée complet et définitif. »

1. Cet original vient d'être réédité complètement sur les citations de M. Henry, par M. Antoine Favaro, sous le titre: *La proposta della Longitudine fatta da G. Galilei alle confederate provincie belgiche*. Venezia, 1881. (Actes de l'Institut vénitien, volume VII, série V.)

(*Revue philosophique*, tome XII, juillet à décembre 1881, p. 545.)

Outre le rapport de M. Govi, lu dans la séance du 6 juin 1880 et inséré dans les Actes de l'Académie, on peut lire sur ce travail un article approbatif de M. le professeur S. Günther (*Vierteljahrsschrift der astronomischen Gesellschaft*, 17. Jahrgang, 1. Heft).

19. SUR LE CALCUL DES DÉRANGEMENTS. (*Nouvelles Annales de mathématiques*, 2e série, tome XX, 1881, 4 pages.)

Cet article est la solution d'un problème posé par M. Joseph Bertrand (*Traité d'algèbre*, 2e partie, 6e édition, page 53).

20. SUR UN PROCÉDÉ PARTICULIER DE DIVISION RAPIDE. (*Nouvelles Annales de mathématiques*, 2e série, tome XX, 1881, 3 pages.)

Exposé d'une méthode permettant de trouver immédiatement les quotients de l'unité par un nombre terminé par 9. Ce procédé se rattache à des règles de Cauchy.

21. DÉCOMPOSITION DES NOMBRES $f^{12} - 9g^{12}$ ET DU DOUBLE DE CES NOMBRES EN DEUX CUBES RATIONNELS. (*Nouvelles Annales de mathématiques*, 2e série, tome XX, 1881, 2 pages.)

22. ÉTUDE SUR LE TRIANGLE HARMONIQUE. (*Bulletin des sciences mathématiques*, 2e série, tome V, 1881, 18 pages.)

Restitution d'une idée que Leibnitz exprimait en ces termes le 27 décembre 1694 au Marquis de L'Hospital: « J'avais pris plaisir. . . . . de chercher les sommes des séries des nombres, et je m'étais servi pour cela des différences sur un théorème assez connu, qu'une série décroissante à l'infini, son premier terme est égal à la somme de toutes ses différences. Cela m'avait donné ce que j'appelais le *triangle harmonique*, opposé au triangle arithmétique de M. Pascal. Car M. Pascal avait montré comment on peut donner les sommes des nombres figurés qui proviennent en cherchant les sommes et les sommes des sommes des termes de la progression arithmétique naturelle; et moi je trouvai que les fractions des nombres figurés sont les différences et les différences des différences des termes de la progression harmonique naturelle, c'est-à-dire des fractions

$$\frac{1}{1}, \frac{1}{2}, \frac{1}{3}, \frac{1}{4} \dots\dots$$

et qu'ainsi on peut donner les sommes des séries des fractions figurées comme

$$\frac{1}{1} + \frac{1}{3} + \frac{1}{6} + \frac{1}{10} + \dots\dots$$

$$\frac{1}{1} + \frac{1}{4} + \frac{1}{10} + \frac{1}{20} + \dots\dots \text{»}$$

Après la restitution de ce nouveau triangle, j'en étudie les propriétés principales, desquelles résultent immédiatement plusieurs théorèmes importants de Goldbach, de Le Besgue, etc. La transformation du triangle harmonique en triangle arithmétique conduit à l'expression de la transformation de toute série en produit d'un nombre infini de facteurs et réciproquement. Enfin le triangle harmonique généralisé permet d'obtenir les séries de Stirling et les propriétés fondamentales de la fonction Γ.

23. SUPPLÉMENT À LA BIBLIOGRAPHIE DE GERGONNE. (*Bullettino di bibliografia e di storia delle scienze matematiche e fisiche*, tome XIV, avril 1881, 10 pages.)

Addition de quarante-trois travaux, dont plusieurs fort étendus, à la liste publiée dans le *Catalogue of scientific papers*. J'ai utilisé des notes manuscrites d'un exemplaire des *Annales de mathématiques pures et appliquées* offert par Gergonne à la Bibliothèque de l'Université. De ce nombre sont les mémoires *sur l'emploi de l'algorithme des fonctions dans la démonstration des théorèmes de géométrie* (t. X); *sur la langue des Sciences en géneral, et en particulier sur la langue des mathématiques* (t. XII); *sur la balance de Roberval* (t. XIV); etc.

24. NOTICE SUR UN MANUSCRIT DE CLAUDE MYDORGE SUIVI D'EXTRAITS DE CE MANUSCRIT. (*Bullettino di Bibliografia e di st. delle sc. mat. e fis.*, tome XIV, mai 1881, 82 pages.)

25. PROBLÈMES DE GÉOMÉTRIE PRATIQUE DE MYDORGE. ÉNONCÉS ET SOLUTIONS PUBLIÉS POUR LA PREMIÈRE FOIS AVEC DES COMMENTAIRES ORIENTAUX DE M. LÉON RODET. (*Bullettino di bibl. e di st. delle sc. mat. e fis.*, tome XVI, sept. 1883, 22 pages.)

« Claude Mydorge (1585—1647), célèbre comme savant et comme ami de Descartes, eut le mérite d'être le premier qui écrivit en France un traité sur les Sections coniques. Les deux premiers livres de cet ouvrage parurent en 1631, les quatre premiers furent publiés en 1641 ; il devait y avoir encore quatre autres livres dont le manuscrit a disparu. Le second est surtout important : on y trouve la description de l'ellipse au moyen du cercle dont on allonge toutes les ordonnées dans un rapport constant et cette proposition : Si d'un point pris dans le plan d'une conique, on mène des rayons aux points de la courbe et qu'on les prolonge dans un rapport donné, leurs extrémités seront une nouvelle conique semblable à la première — deux notions qui sont le point de départ de cette belle méthode de déformation homographique rendue célèbre par les travaux de M. Chasles. Mydorge a aussi publié un *Examen des Récréations mathématiques* du Père Leurechon (1630) et des réfutations d'une quadrature du cercle et d'une duplication du cube. . .

« Nous nous contenterons de signaler de remarquables constructions arabes de polygones inscrits, et à côtés donnés, d'élégants procédés de trisection de l'angle et de transformation de surfaces, etc., qu'il ne serait pas sans intérêt d'introduire dans l'enseignement professionnel. »

(*Revue de l'Enseignement secondaire et de l'Enseignement supérieur*, 15 novembre 1884, p. 796.)

26. JOAQUIM GOMES DE SOUZA. MÉLANGES DE CALCUL INTÉGRAL; OUVRAGE POSTHUME

AUGMENTÉ D'UN MÉMOIRE DE L'AUTEUR SUR LE SON ET D'UN AVANT-PROPOS. Leipzig, Imprimerie de F. A. Brockhaus, 1882, VIII–280 pages in-4°.

Cette publication, entreprise sous les auspices du gouvernement brésilien, a été longuement étudiée par M. le professeur S. Günther dans les *Göttingische Gelehrten Anzeige*, 1882, p. 947–957, et appréciée ainsi :

« Jedesfalls wird man nach Durchlesung unserer gedrängten Inhaltsübersicht mit uns in dem Urtheile übereinstimmen, dass Gomes de Souza ein Analytiker von reichem Geiste und ungewöhnlicher Geschicklichkeit in der Behandlung schwieriger Transformationsprobleme gewesen ist . . . .

« Herr Henry, dessen Bekanntschaft wir sonst gewöhnlich bei der Herausgabe älterer mathematischer Handschriften machten, verdient denn auch für seine Mühwaltung diesem neueren und doch fast verschollenen Schrifsteller gegenüber unseren besten Dank. Er hat sich auch redlich bemüht, den Druck des äusserlich trefflich ausgestatteten Werkes möglichst correct zu gestalten, und wenn dies nicht durchweg gelungen ist so muss die Schuld der wahrhaft erdrückenden Masse verwickelter Formeln beigemessen werden. »

27. LES DEUX PLUS ANCIENS TRAITÉS FRANÇAIS D'ALGORISME ET DE GÉOMÉTRIE. (*Bullettino di bibliografia e di storia delle scienze matematiche e fisiche*, tome XV, février 1882, 24 pages.)

« Notre système de numération, dont l'existence a été signalée pour la première fois dans la *Géométrie* de Boèce par Chasles, se retrouve ensuite au Xe siècle dans de nombreux ouvrages, le traité *De arte numerandi* de Sacrobosco, la poésie *De algorismo* d'Alexandre de Villedieu, les écrits de Léonard de Pise, *Le grand calcul suivant les Indiens* de Planude. Il reste encore plusieurs ouvrages inédits dans lesquels on a remarqué ce système et quelques uns sont reputés perdus. De ce nombre était un algorisme écrit en français par un anonyme sous Philippe le Hardi, vers 1275, que Chasles avait inutilement recherché à Sainte-Geneviève. M. Charles Henry l'a retrouvé et le publie avec notice et glossaire en même temps qu'un traité de géométrie. Ces deux traités, les plus anciens textes de mathématiques français que l'on connaisse, proviennent sans doute du même auteur. L'algorisme débute par l'indication des neuf chiffres écrits de droite à gauche à la manière arabe; la valeur de position est exposée, puis la distinction des *digiti, articuli, compositi*, conformément à Boèce; suivent l'indication des opérations de l'arithmétique, les principales règles très rapidement exposées, enfin l'extraction de la racine cubique. La géométrie comprend la mesure de quelques surfaces et de quelques volumes et se termine par des problèmes de conversion monétaires et des calculs numériques. »

(*Revue scientifique*, 1884, 1er semestre, p. 500.)

28. SUR QUELQUES PROPOSITIONS INÉDITES DE FERMAT. (*Reale Accademia dei Lincei*, séance du 3 décembre 1882.)

Cette note, lue par l'auteur à l'Académie, renferme les énoncés et la critique de quelques théorèmes rencontrés dans une correspondance inédite de Fermat avec le Père Mersenne, possédée par M. le Prince Balthasar Boncompagni. Elle a été reproduite *in extenso* par M. Maximilien Marie (*Histoire des sciences mathématiques et physiques*, tome IV, p. 108).

29. Les connaissances mathématiques de Jacques Casanova de Seingalt. (*Bullettino di bibliografia e di storia delle scienze matematiche e fisiche*, tome XV, novembre 1882, 33 pages.)

« M. Charles Henry a fait tirer à part du *Bullettino di bibliografia e di storia delle scienze matematiche e fisiche* (tomo XV, novembre 1882) une étude très intéressante sur *Les connaissances mathématiques de Jacques Casanova de Seingalt*. Le fameux auteur des *Mémoires* n'a rien éclairci ni rien découvert en mathématiques; mais ses écrits scientifiques ne laissent pas d'être curieux; ils sont d'ailleurs ou inédits, ou, lorsqu'ils sont publiés, à peu près introuvables. Grâce à ses patientes recherches et aux renseignements que lui ont fournis MM. H. Brockhaus, le comte de Waldstein et le docteur Fortsmann, M. Henry a pu donner le titre des écrits mathématiques du célèbre aventurier. Ils sont au nombre de trois, tous trois relatifs au problème de la duplication du cube: 1° *Solution du problème déliaque*; 2° *Corollaire à la duplication de l'hexaèdre*; *démonstration géométrique à la duplication du cube, corollaire second*. M. Henry donne, dans des notes copieuses et instructives qui occupent les deux tiers de chaque page, la liste des exemplaires de ces opuscules qui existent encore dans les bibliothèques publiques et particulières. En outre, dit M. Henry, il y a des réflexions mathématiques dans les deux écrits suivants qui n'ont jamais été publiés et qui ont été acquis par la maison Brockhaus; 1. *Essai sur les mœurs, sur les sciences et sur les arts* (120 pages in-folio); 2. *Rêveries sur la mesure moyenne de notre année selon la réformation gregorienne* (56 pages in-folio). Enfin il faut ajouter à la liste des écrits mathématiques de Casanova une *Logarithmique* de son invention, dont il parle dans son « corollaire à la duplication de l'héxaèdre » et qui n'a pu être retrouvée dans les papiers de Casanova, à Dux, château du comte de Waldstein dont l'aventurier était devenu le bibliothécaire. M. Henry analyse ces écrits de Casanova; il cite des remarques judicieuses et de sages réflexions qui se trouvent dans *la Solution du problème déliaque* et en particulier la conclusion de ce mémoire, intitulé *l'Esprit du géomètre*; on y rencontre des passages qui rappellent *l'Esprit géométrique* de Pascal. Ajoutons que M. Henry démontre d'après une lettre que lui a adressée M. Favaro, que Casanova, quoi qu'il en ait dit, n'était nullement « docteur en droit *ex utroque jure* » de l'Université de Padoue. M. Henry prépare une *Étude sur Jacques Casanova de Seingalt* que nous attendons avec impatience. »

(*Revue critique*, tome XVI, 1883, p. 477-478.)

30. Jacques Casanova de Seingalt et la critique historique. (*Revue historique*, novembre-décembre 1889, 31 pages.)

Examen critique des erreurs reprochées trop sévèrement à Casanova. Collation avec l'autographe de deux pages imprimées des *Mémoires*. Publication de l'acte de naissance de Casanova. Résumé des principales confirmations de la véracité de l'auteur. Nouvelles preuves tirées de documents inédits des Archives nationales. Entretien de Casanova et de Catherine II d'après un manuscrit inédit. Considérations d'après lesquelles Casanova, après avoir hésité à plusieurs reprises sur l'étendue de son plan, n'aurait écrit sa vie que jusqu'en 1774: ce qui diminuerait considérablement la lacune présumée de l'ouvrage.

31. Correspondance inédite de Condorcet et de Turgot (1770-1779) publiée avec des notes et une introduction d'après les autographes de la collection Minoret

ET LES MANUSCRITS DE L'INSTITUT. Paris, Charavay frères éditeurs, petit in-4° de XXX – 326 pages avec un portrait et un autographe.

Ce livre a été présenté à l'Académie des Inscriptions par M. Charles Nisard dans la séance du 30 mars 1883 (*Comptes rendus des séances, tome XI*, p. 139). Je mentionnerai les jugements suivants :

« MM. Arago et O'Connor avaient publié, en 1849, quelques lettres inédites de Condorcet et de Turgot, mais en retranchant d'importants passages. M. Ch. Henry a réédité ces lettres en rétablissant les passages inédits et les a complétées par un grand nombre de documents nouveaux. Il a réuni ainsi deux cent cinquante-trois lettres de Condorcet et de Turgot ; c'est donc bien une correspondance inédite qu'il publie. Les caractères des deux correspondants ressortent admirablement dans leur individualité différente . . . .

« Science, littérature, philosophie, politique, administration, cette correspondance embrasse presque tout. Turgot demande souvent des renseignements mathématiques à son ami. Il lui propose même des problèmes intéressants. Il lui expose ses théories chimiques. . . Mais où cette correspondance devient d'un intérêt de premier ordre pour l'histoire, c'est lors de la nomination de Turgot au ministère de la marine le 20 juillet et surtout après le 24 août 1774, lorsqu'il fut appelé à remplacer l'abbé Terray au Contrôle général. . . . »

(*Revue philosophique*, 8e année, tome XV, p. 679—680.)

« Tel qu'il s'offre à nous, cet élégant volume avec une introduction intéressante et sobre, une annotation suffisante, nous apporte, en une heure de facile lecture, une agréable contribution à l'histoire de ce siècle charmant sur lequel tant de mémoires et de correspondances aujourd'hui publiés ne suffisent pas à rassasier notre curiosité.

« *Facile lecture*, disons nous, en dépit de la place un peu grande que les mathématiques occupent dans ces deux cent et quelques lettres ; car c'est d'une façon passablement superficielle, au moins sous la plume de Turgot, qu'il est traité de ces graves questions. »

(*Bulletin critique*, tome IV, 1883, p. 347.)

Tous ces documents ont été utilisés particulièrement par M. Neymarck dans son livre intitulé : *Turgot et ses doctrines*.

32. DES MÉTHODES D'APPROXIMATION POUR LES ÉQUATIONS DIFFÉRENTIELLES LORSQU'ON CONNAÎT UNE PREMIÈRE VALEUR APPROCHÉE, MÉMOIRE INÉDIT DE J.-A.-R. CARITAT, MARQUIS DE CONDORCET, PUBLIÉ AVEC UNE NOTICE SUR SA VIE ET SES ÉCRITS MATHÉMATIQUES. (*Bullettino di bibliografia e di storia delle scienze matematiche e fisiche*, tomo XVI, mai 1883, 56 pages.)

Résumé des recherches de Condorcet sur les probabilités. Bibliographie de ses travaux mathématiques complétant notablement la liste de Poggendorff. Analyse de ses travaux inédits.

33. LES THERMOMÈTRES DE SALON EN 1628. (*Revue scientifique*, 1884, 1er semestre, pages 595-597.)

« Sous le titre : *Les thermomètres de salon en 1628*, M. Charles Henry a réimprimé dans la *Revue scientifique* (10 mai 1884) une plaquette sans doute unique, consacrée aux usages du thermomètre et datée de 1628. Il ne s'agit pas, en effet, du thermomètre scientifique d'alors que Galilée avait inventé, mais du thermomètre de salon. On range parmi les principaux usages du nouvel instrument la détermination du lieu du soleil au zodiaque, des heures de son lever et de son coucher, de la grandeur du jour et de la nuit, du nombre d'heures d'apparition de la lune; sa moindre utilité semble être la mesure des températures; on la développe en dernier lieu. Nous y notons aussi ce singulier principe de graduation: « Cette ligne est ainsi divisée en huict parties à cause que, les philosophes donnent huict degrés d'estendue aux quatre premières qualités; d'ou vient que, pour exprimer l'excessive chaleur de quelque chose, ils disent qu'elle est chaude au huitième degré. »

(*Revue critique*, tome XVIII, 1884, p. 195.)

C'est à cause de ce curieux principe de graduation que j'ai cru devoir réimprimer cette plaquette unique.

34. Le Comte de Caylus inédit. (*Revue libérale*, mai, juillet, août 1884, 71 pages; pages 210–241; 127–142; 267–302.)

Étude de plusieurs premières rédactions de contes d'après des manuscrits provenant de bibliothèques d'émigrés et conservés à la bibliothèque de la Sorbonne. L'esthétique de Caylus. Caylus auteur dramatique.

Ces documents ont été cités et utilisés par M. S. Rocheblave dans sa thèse de doctorat sur le Comte de Caylus.

35. L'encaustique et les autres procédés de peinture chez les anciens. Paris, librairie de l'Art, 1884, in-8°, 132 pages (avec M. Henry Cros).

Ce travail a été présenté à l'Académie des Inscriptions et belles-lettres par M. Heuzey, qui s'exprime ainsi (*Comptes rendus de séances de l'année 1884*, séance du 8 août, page 490) :

« Ce livre contient dans ses cent trente pages une découverte importante pour la science et pour l'art. C'est la restitution tant cherchée d'un procédé célèbre de la peinture grecque, la peinture à la cire et au feu ou l'encaustique. Ce travail est dû, comme il le fallait pour qu'il fût décisif, à la collaboration d'un artiste et d'un savant. L'artiste est M. Cros, à qui l'on doit les charmantes cires modelées en couleurs que les connaisseurs admirent chaque année au Salon; on conviendra que l'expérience toute spéciale qu'il a acquise du maniement de cette matière le rendait plus apte que personne à en retrouver l'application à la peinture. Son collaborateur, pour la partie érudite des recherches, est M. Ch. Henry, bibliothécaire à la Sorbonne, qui, encore jeune, s'est déjà fait connaître par de nombreux travaux se rapportant à l'histoire des Sciences.

« La recherche des procédés perdus de l'encaustique a déjà fait travailler bien des esprits et produit tout une série de mémoires. L'Académie ne peut oublier celui qui lui fut présenté en 1755 par le Comte de Caylus. Le principal défaut de sa méthode était de trop s'écarter des indications des auteurs, en employant des cires fondues à l'eau bouillante, étendues à la brosse et repassées seulement avec une sorte de réchaud. L'auteur qui s'est le plus approché des procédés antiques consistant à appliquer et à mélanger directement des cires de couleur avec des fers chauffés au feu fut l'abbé Requeno, en 1784; mais, faute d'exemples, il ne put faire la démonstration archéologique de son système.

« Il en est tout autrement du travail de MM. Cros et Henry. D'abord ils suivent scrupuleusement les instructions fournies par les textes. Puis ils en montrent l'application sur un petit nombre de peintures anciennes, où l'on ne peut plus hésiter, après leur démonstration, à reconnaître des restes précieux de la peinture à l'encaustique; tels sont, par exemple, deux portraits de la famille égypto-romaine des Soter au Louvre et la célèbre Muse de Cortone. A ces documents positifs s'ajoute la découverte, faite en 1847 à Saint Médard-des-Prés, de tout l'outillage d'une femme peintre, contenant un certain nombre de substances et d'instruments qui se rapportent indubitablement au procédé à l'encaustique.

« Pour emporter la conviction, il fallait une condition dernière: la mise en pratique du procédé. M. Cros a poussé la restitution jusque-là. Il a fait fabriquer des instruments, des *cauteria*, sortes de spatules ou d'ébauchoirs, parmi lesquels le fameux *cestrum* dentelé en feuille de bétoine. Il a été étonné lui-même d'obtenir aussi logiquement le résultat qu'il cherchait. Il a bien voulu me permettre, ajoute M. Heuzey, d'assister à l'une de ses expériences, et j'ai pu le voir, en très peu de temps, avec quelques bâtons de cire, employant à volonté le pinceau ou les fers chauffés, ébaucher une tête et arriver par degrés à toutes les délicatesses du modelé. Voici, du reste, un spécimen qu'il m'a prié de soumettre à l'Académie: c'est une charmante tête de femme, où l'on remarquera à la fois la franchise du coloris et l'habile mélange des tons, qui passent les uns dans les autres avec la même souplesse que dans la peinture à l'huile.

« L'ambition très justifiée des auteurs est que leur découverte ne reste pas une pure restitution archéologique. Ce procédé antique offre aux artistes des ressources particulières dont la peinture moderne doit pouvoir faire son profit. A une époque où les peintres se préoccupent beaucoup de la valeur des tons, la peinture à la cire donne un coloris où la transparence et je ne sais quelle vie particulière s'unissent à la solidité de la pâte. De plus, ces couleurs ne changent pas; elles ne sont pas exposées au danger de la décomposition chimique. Enfin, le procédé est à la fois d'une rapidité et d'une souplesse remarquable: le travail est sec instantanément et cependant il peut toujours être repris, corrigé, modifié, à la volonté du peintre, par l'application nouvelle du fer chaud. Si les maîtres de la peinture contemporaine se prêtent à l'apprentissage très simple de ce procédé, peut-être trouveront-ils des effets inattendus dans une manière de peindre qui leur est recommandée par la pratique des grands peintres de l'antiquité. »

Le même ouvrage a été également l'objet d'un rapport très favorable de M. Gilbert Govi à l'Académie royale des Lincei (*Rendiconti*, vol. 1, série 4, séance du 12 avril 1885).

36. Sur l'histoire de la théorie de la capillarité. (*Revue de l'Enseignement secondaire et de l'Enseignement supérieur*, 1er octobre 1884: 10 pages, p. 770–780.)

« Dans un article *Sur l'histoire de la théorie de la Capillarité* publié par la *Revue de l'Enseignement secondaire et de l'Enseignement supérieur* (1er octobre 1884), M. Charles Henry publie des pages inédites de Léonard de Vinci empruntées à l'Atlantique de Milan, d'où il ressort que le grand penseur a bien véritablement constaté l'élévation de l'eau sur les parois des vases qu'elle baigne, sa dépression quand elle ne les mouille pas, son ascension dans les canalicules des plantes; l'auteur cite un passage de Boyle qui prouve que les Anglais ont reçu de France connaissance des premières expériences capillaires et publie ensuite, d'après un manuscrit de la Marciana, un fragment d'une lettre inédite de Pierre Petit de Montluçon adressée au marquis Cornelio de Malvasia le 25 avril 1664, d'après laquelle il n'y a plus lieu de revendiquer en faveur de l'Italie plutôt que de la France la priorité des expériences principales. La troisième partie de l'histoire de la capillarité, c'est-à-dire l'histoire des recherches mathématiques « est, s'il est possible, plus honorable encore pour la science française »; mais nous n'avons pas ici à insister sur ce sujet. »

(*Revue critique*, tome XVIII, année 1884, page 382.)

37. Pierre de Carcavi intermédiaire de Fermat, de Pascal et de Huygens, bibliothécaire de Colbert et du Roi, directeur de l'Académie des sciences. (*Bullettino di bibliografia e di storia delle scienze matematiche e fisiche*, tome XVII, mai, juin 1884, 77 pages.)

« On sait très peu de chose de Pierre de Carcavi qui joua le rôle d'intermédiaire entre les plus grands savants de son temps, devint bibliothécaire de Colbert et du Roi, et directeur de l'Académie des sciences. M. Charles Henry cherche, dans le mémoire qu'il vient de publier (Pierre de Carcavy, Paris, Gauthier-Villars, 1884), à combler cette lacune par des documents inédits ou peu connus: 1° Carcavy est né à Lyon: son acte de naissance n'a pu être retrouvé, mais on donne sa commission de Conseiller au parlement de Toulouse telle qu'elle est conservée aux archives de ce parlement; 2° en 1647 il était à Paris conseiller au Grand Conseil; une lettre inédite de lui à Mersenne est publiée page 9, puis sa correspondance avec Huygens, également inédite, dont les précieux résultats nouveaux sont résumés pp. 12—13; on remarque particulièrement l'attribution à un ouvrier allemand séjournant à Angoulême de la première horloge à pendule (1615); 3° en 1649 il quitta sa charge de conseiller, se mit au service du duc de Liancourt, puis de Colbert. Parmi les travaux qu'il fit pour le ministre, on publie ici pour la première fois un mémoire sur l'ordre suivi par lui dans l'arrangement des papiers du Cardinal Mazarin et un mémoire sur la préséance des ducs et pairs; 4° après des renseignements aussi complets que possible sur les travaux importants de Carcavy à la Bibliothèque, on publie une relation autographe de lui qui jette la lumière sur un attentat encore entouré de circonstances obscures — l'assassinat de l'abbé Breunot, garde du cabinet des Antiques; neuf gros volumes in-folio de notes prises par Carcavy, à la Bibliothèque du roi, sont signalés à Sainte-Geneviève; 5° deux lettres inédites de Carcavy à Falconieri sont publiées pp. 69—70 d'après le ms. de la Bibliothèque Saint-Marc à Venise: la première prouve que c'est à Carcavy que revient l'honneur d'avoir conçu le projet de la belle édition des *Mathematici veteres*; on voit, pp. 71—72, que la carrière académique de Carcavy n'a pas été sans difficultés; 6° un *Mémoire concernant la Bibliothèque du Roy* publié pour la première fois p. 72, prouve que Carcavy avoit beaucoup d'ennemis; la mort de Colbert en 1683 amena sa disgrâce; il fut remplacé à l'Académie et à la Bibliothèque par l'abbé Gallois et mourut en 1684. »

(*Revue critique*, tome XIX, page 418, année 1885.)

38. Les manuscrits de Léonard de Vinci; son enseignement géométrique d'après les manuscrits A, B et D de l'Institut. (*Revue de l'Enseign. Second. et de l'Enseign. Supér.*, 23 pages, janvier 1885, pages 1062–1073, pages 1111–1123.)

« M. Charles Henry . . . . commence par retracer l'histoire des manuscrits du grand penseur et par résumer ses principales découvertes scientifiques; il étudie ensuite particulièrement les deux premiers volumes de la publication de M. Charles Ravaisson-Mollien et parvient aux conclusions suivantes: 1° Léonard a connu l'augmentation de poids résultant de la calcination du plomb et il a attribué ce fait avant Rey et Lavoisier à une fixation d'une partie de l'air; 2° Léonard a eu de la force une conception philosophique en tous points semblable à celle de Leibniz; 3° Léonard a eu une idée très précise du *principe de la moindre action*, qui devait jouer un si grand rôle dans la science aux XVIIe et XVIIIe siècles; 4° Léonard a enseigné pour la construction des polygones plusieurs élégants procédés qui lui sont très probablement personnels. »

(*Revue critique*, tome XIX, 1885, p. 74—75).

39. Correspondance inédite de d'Alembert avec Cramer, Lesage, Turgot, Castillon, Beguelin, etc., publiée avec notice. (*Bullettino di bibliografia e di storia delle scienze matematiche e fisiche*, tome XVIII, septembre, décembre 1885, 112 pages.)

Liste des travaux mathématiques de d'Alembert conservés à la bibliothèque de l'Institut et au British Museum; fragments recueillis dans les catalogues d'autographes. Les originaux de cette publication sont dispersés dans les principales collections publiques ou particulières de l'Europe. Sont particulièrement intéressantes les lettres à Cramer, à Lesage et à Turgot.

40. Oeuvres et correspondances inédites de d'Alembert, publiées avec introduction, notes et appendice. Paris, Perrin, 1887, xix — 353 pages in-8°.

Voici le sommaire des questions traitées par d'Alembert: La véritable religion. La liberté humaine et l'existence de Dieu. Troisième lettre sur la destruction des Jésuites. Réforme de l'Académie des Sciences. Vers. La république des lettres en 1760 et la presse. Esthétique du vers. Théorie de la musique. L'opéra. Correspondance avec Catherine II. Lettres à Mademoiselle de Lespinasse sur la cour de Berlin. Lettres inédites de Voltaire.

L'introduction renferme une bibliographie complète des oeuvres de d'Alembert; l'appendice, un état de son revenu, un extrait du procès-verbal des scellés, dont un fragment avait été publié par M. J. Claretie; enfin une analyse sommaire de son portefeuille épistolaire.

« La philosophie doit déjà beaucoup à M. Charles Henry. Ce travailleur de marque nous donne aujourd'hui des pages inédites de d'Alembert, où il ne faut pas espérer d'ailleurs trouver autre chose que des indications pour une histoire de la pensée philosophique au XVIIIe siècle.

« D'Alembert, dit son savant éditeur, eut pleine conscience de l'importance d'une esthétique scientifique. Il comprit qu'en découvrant les vraies sources du plaisir que nous font éprouver la mélodie et l'harmonie, nous pourrions y trouver des moyens de nous procurer en ce genre des plaisirs nouveaux. « Ses remarques sur les lois de l'hémistiche dans les vers français (pag. 94 et suiv.), ses pages sur la musique, notamment ses objections au système de Rameau (p. 151 et suiv.), si admirables de justesse, lui assurent une place indépendante dans l'histoire de l'esthétique. »

« Quant aux correspondances avec Catherine II, aux lettres à Mlle de Lespinasse et aux quinze lettres de Voltaire, elles offrent un intérêt considérable. »

L. Arréat.

(*Revue philosophique*, tome XXVI, 1888, p. 291.)

41. Lettres inédites de Mademoiselle de Lespinasse à Condorcet, à d'Alembert, à Guibert, au Comte de Crillon, publiées avec des lettres de ses amis, des documents nouveaux et une étude. Paris, E. Dentu éditeur, 1887, VIII–408 pages.

Étude sur Mlle de Lespinasse; 63 lettres de Mlle de Lespinasse; 7 lettres à Mlle de Lespinasse. Documents complémentaires. Ce livre a été présenté à l'Académie des Inscriptions par M. Ch. Nisard (*Comptes rendus des séances de l'année* 1887, p. 125).

« Die Literatur und Sittensgeschichte Frankreichs im 18 Jahrg. verdankt dem Verf. des vorliegenden Buches schon mehr als einen recht dankenswerthen Beitrag; 1883 hat Charles Henry den Briefwechsel Condorcet's mit Turgot, soweit er noch unediert war, veröffentlicht; im letztverflossenen Jahre publicierte er bis dahin grossentheils unbeachtet gebliebene, und doch sehr interessante Opuscules philosophiques et littéraires d'Alembert's und die ebenfalls zuvort noch nich herausgegebene Correspondenz des Philosophen mit Cramer, Lesage u. A. Das neueste Werk Henry's ist nun eine willkommene Ergänzung zu diesen drei früheren Publicationen....

« Vorausgeschick ist alledem ein lichtvolles Lebensbild der Lespinasse. Wie man auch über ihren Charakter urtheilen mag, der sie in einem Alter, das uber « jugendliche Verirrungen » längst hinaus war, bei den Unwürdigen um Liebe betteln liess, nachdem sie den Würdigen schnöde verrathen, die Lespinasse ist doch gerade zu die Verkörperung der sentimentalmaterialistischen Französin im Jahrhundert der Aufklärung und der verdient unseren Dank, der mit redlichem Bemühen versucht hat, uns die Gestalt der merkwürdigen Frau lebenswahr zurückzuführen. »

(*Literarisches Centralblatt*, 1887, p. 852—(1853.)

42. Lettres inédites de Lagrange. (*Bullettino di bibliografia e di storia delle scienze matematiche e fisiche*, tome XIX, mars 1886, 9 pages.)

Lettres recueillies dans des collections italiennes lors d'une mission scientifique en Italie (1882–1883) et reproduites dans l'édition de Lagrange par M. Ludovic Lalanne.

43. Lettres inédites d'Euler à d'Alembert. (*Bullettino di bibliografia e di storia delle scienze matematiche e fisiche*, tome XIX, mars 1886, 15 pages.)

On trouve dans ces lettres la célèbre discussion sur les logarithmes des quantités négatives, logarithmes qu'Euler démontre ne point exister en ramenant les logarithmes aux fonctions circulaires.

44. Lettres inédites de Laplace publiées avec une première rédaction de la méthode pour déterminer les orbites des comètes, et une notice sur les manuscrits de Pingré. (*Bullettino di bibliografia e di storia delle scienze matematiche e fisiche*, tome XIX, avril 1886, 32 pages.)

Les manuscrits de Pingré conservés à la bibliothèque Sainte-Geneviève, si importants pour l'histoire de l'astronomie et de la navigation, sont signalés et analysés pour la première fois dans ce travail.

45. Introduction à la Chimie. Manuscrit inédit de Diderot publié avec notice sur les cours de Rouelle et tarif des produits chimiques en 1758. Paris, E. Dentu éditeur, 108 pages in-18.

« Les lecteurs de la *Revue* n'ont pas oublié que M. Charles Henry leur a donné la primeur d'un manuscrit inédit des plus intéressants. Il s'agit du cours de Rouelle au Muséum pendant les années 1754—1755, cours rédigé par Diderot avec des additions de Rouelle le cadet, de Darcet, de Latapie. M. Charles Henry reproduit dans une petite plaquette élégante l'*Introduction à la Chimie*, qui est tout entière de la main de Diderot. Or on pensera avec nous qu'il n'est pas indifférent d'avoir un des écrits inconnus jusqu'ici de ce grand homme. On y retrouve son style, sa clarté, ses exagérations, ses jugements sommaires faits d'enthousiasme et de dédains également peu réfléchis, mais en même temps ses vues ingénieuses et profondes.

« Dans une notice préliminaire, M. Henry discute la part que Diderot a prise à la rédaction du cours de Rouelle. Enfin, dans un appendice, nous avons le programme de ce cours qui diffère, comme on peut le voir, de la méthode suivie aujourd'hui. Voici les titres des chapitres . . . . Nous trouvons aussi un tarif bien curieux du prix des principales substances chimiques vers 1758. . . . . . .

« Nous croyons donc pouvoir recommander aux chimistes comme aux érudits ce petit ouvrage intéressant qui fait grand honneur à l'ingéniosité et à la perspicacité de M. Henry. »

(*Revue scientifique*, 1887, 1er semestre, page 694.)

46. La vie de Antoine Watteau par le Comte de Caylus, publiée pour la première fois d'après l'autographe. Paris, E. Dentu éditeur, 1887, 60 pages in-18.

Original de la célèbre vie de Watteau publiée pour la première fois par MM. de Goncourt d'après une copie, et présentant plus de trois cents variantes consignées dans les notes.

47. Voltaire et le Cardinal Quirini d'après des documents nouveaux. Paris, E. Dentu éditeur, 1887, 96 pages in-18.

Nombreuses variantes d'après des autographes et des copies de la « fondazione Quirini-Stampalia » de Venise. Première rédaction avec fragments inédits de la célèbre dissertation sur la tragédie ancienne et moderne. Contribution nouvelle à l'iconographie voltairienne.

« Ugualmente importanti le ricerche di coloro che si posero a studiarlo (Voltaire) sotto qualche aspetto speciale del suo ingegno, della sua vita, delle sue lotte. Fra questi debbo distinguere una pregevole pubblicazione dell' erudito bibliotecario della Sorbona, M. Charles Henry, su Voltaire e il Cardinal Quirini . . . .

« Qui sento il dovere di porgere grazia all' illustre letterato francese per avere avuto la bontà di far conoscere ai suoi connazionali i miei saggi critici intorno al Voltaire. »

(Felice Tribolati, *Saggi critici e biografici*, Pisa, 1891, p. 422.)

48. Les Voyages de Balthazar de Monconys. Documents pour l'histoire de la science avec une introduction. Paris, Hermann, 1887, 142 pages in-8°.

« M. Charles Henry, without having ever executed, as far as we remember, any large work, has a goodly list of pamphlets, of edited text, etc. to his credit, and he has done a good deed in adding to it the voyages of Balthazar de Monconys. Monconys's name is known to students of the history of science, and also to readers of history of England, though the latter might perhaps have to think a little before they recalled the precise nature of their associations with it. »

(*The Atheneum*, july to december 1887, p. 372.)

« En esquissant la vie de notre voyageur, M. Ch. Henry, qui accompagne le texte de notes savantes, nous apprend que Monconys avait à Lyon une bibliothèque de choix de deux mille volumes seulement, mais presque tous reliés par Le Gascon. La maison était au pied du Chemin-Neuf; elle portait le nom de *Maison du port*. On voit que l'ouvrage du bibliothécaire de l'Université est une œuvre lyonnaise. Il appartient donc aux Lyonnais de saluer son apparition et de lui souhaiter la bienvenue. »

(*Courrier de Lyon*, 4 Mai 1887.)

« Ottima idea è stata del Sig. Henry, bibliotecario della Sorbona, di estrarre dai Viaggi del Monconys ciò che in essi si riferisce alla scienza e alla sua storia. »

Professore D'ANCONA.

(*Rivista critica della letteratura italiana*, anno V, N°. 3, marzo 1887.)

« Es kann natürlich unsere Ausgabe nicht sein, hier in Detail die interessanten Notizen des Reisewerkes zu verzeichnen, doch wollen wir wenigstens ein paar Beispiele anführen.... Kurz, Monconys war ein Mann, der mit offenem Auge und offenem Geiste die Lande durchstreifte, und aus diesem Grunde sind seine lose aneinander gereihten Aufzeichnungen von keinem geringeren Belange, als manches inhaltlich weit gehaltvollere Werk der Studierstube. »

Prof. S. GÜNTHER.

(*Humboldt*, Band VII, Heft 1.)

49. LETTRE À MONSIEUR LE PRINCE D. B. BONCOMPAGNI SUR DIVERS POINTS D'HISTOIRE DES MATHÉMATIQUES. (*Bullettino di bibliografia e di storia delle scienze matematiche e fisiche*, tome XX, août 1887, 17 pages.)

« 1° L'auteur signale une interprétation du passage géométrique du *Ménon* publié par Wœpcke en 1856, restée inconnue des commentateurs, et qui offre sans altération de texte la solution de la célèbre difficulté.

« 2° Il expose diverses observations critiques relatives à la partie hindoue des *Vorlesungen über Geschichte der Mathematik* de M. Cantor.

« 3° Il réfute l'opinion récemment émise d'après laquelle les signes planétaires seraient les radicales des cinq classes de l'alphabet d'Açoka.

« 4° Il observe que les manuscrits de géométrie de Boèce 13020, 13935, 14080 de la Bibliothèque nationale de Paris ne renferment pas d'abacus. Bien entendu, cette observation laisse indécise la question de l'authenticité ou de la non-authenticité de la géométrie de Boèce.

« 5° Il reproduit une notation ingénieuse employée dans certains jeux en Pologne, très analogue avec des notations magiques.

« 6° Il prouve qu'un manuscrit sur la machine arithmétique possédé par M. Ch. Richet renferme des pages inédites de Pascal sur l'usage de cette machine.

« 7° Il complète et rectifie en plusieurs points la biographie de Torricelli et de Mersenne.

« 8° Il signale dans les œuvres de Monge et d'Ampère, d'après M. Sylvester et M. Cayley, l'équation différentielle des coniques retrouvée depuis et des formules importantes pour la théorie des réciprocants.

« 9° Enfin il rectifie une omission numérique de Wœpcke dans une table des nombres congruents $2xy$, et, après divers renseignements sur la solution de l'équation $x^2 + y^2 = z^2$, il signale divers papiers du regretté Wœpcke. »

(*Bibliotheca mathematica* de G. Enestrom, 1888, p. 59—60.)

50. OEUVRES DE FERMAT PUBLIÉES SOUS LES AUSPICES DU MINISTÈRE DE L'INSTRUCTION PUBLIQUE. TOME PREMIER. OEUVRES MATHÉMATIQUES DIVERSES. OBSERVATIONS SUR DIOPHANTE. Paris, Gauthier-Villars, MDCCCXCI, XXXVII–440 pages in-4.° (avec M. Paul Tannery.)

Le volume a été présenté à l'Académie des Sciences dans le séance du 19 janvier 1891 par M. Joseph Bertrand; le second volume est sous presse.

51. Articles divers, signés ou non, en général, de comptes rendus, communications de pièces inédites, dans la *Revue philosophique*, la *Revue critique d'histoire et de littérature*, la *Gazette anecdotique*, les *Archives de l'art français*, le *Bulletin du Bibliophile*, les *Annales de philosophie chrétienne*, la *Nouvelle Revue*, la *Revue libérale*, la *Revue contemporaine*, la *Revue indépendante*, le *Messager historique russe*, la *Revue de Paris et de Saint-Pétersbourg*, le *Temps*, le *XIXe siècle*, la *Revue scientifique*, le *Bulletin des sciences mathématiques*, le *Bulletin astronomique*, la *Bibliotheca mathematica*, etc.

www.ingramcontent.com/pod-product-compliance
Ingram Content Group UK Ltd.
Pitfield, Milton Keynes, MK11 3LW, UK
UKHW020429230726
13925UKWH00004B/1658

9 782013 676243